KAWADE
夢文庫

心と体を整える
栄養学の本

則岡孝子［監修］

河出書房新社

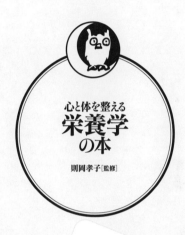

カバーイラスト◉ナツコ・ムーン
本文イラスト◉堀江篤史
図表作成◉アルファヴィル
協力◉小山祐子

健康に直結する、食の知識を食卓に活かす——まえがき

「食」と「健康」は、私たちの最大の関心事のひとつといってよいでしょう。栄養学は、その「食」と「健康」を橋渡しする学問ですが、まだ残された謎も少なくなく、新たな研究成果が刻々と発表されています。

以前は、「肉食を控えて粗食にするのが長生きの秘訣」とする考えが広まった時期もありますが、いまでは高齢者がしっかり自立した生活を送るための筋肉を維持するという観点から、肉類を摂《と》ることが見直されています。

また食物繊維は、以前は「お通じを良くする成分」といった程度の認識の人も少なくありませんでしたが、いまでは生活習慣病の予防にたいへん重要であることが明らかにされ、何をどのように食べればよいのかといった情報も発信されはじめています。

そこで本書を読んでいただき、時代遅れになった食と健康の常識を更新《こうしん》し、また根拠に乏しい一時的な流行に惑《まど》わされることのないように、科学的根拠のある最新の情報を得て、毎日の三度の食事に活かしていただければ幸いです。

則岡孝子

心と体を整える 栄養学の本 目次

1章 再確認しておく栄養素の基本のキ

●三大栄養素にビタミン、ミネラル…

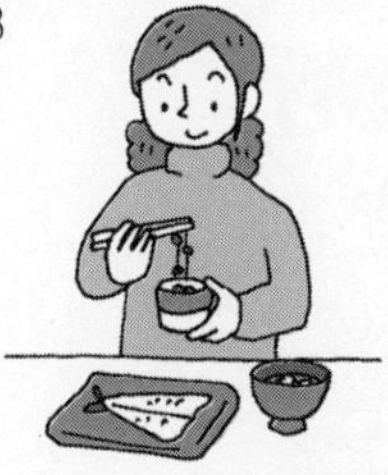

2章 食材の健康成分をいちばん上手に摂るコツ

●野菜、肉、魚、主食をどう活かすか…

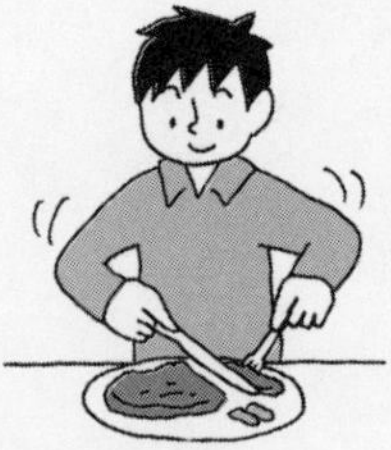

3章 食の素朴な疑問とあの不安に答える

●有害成分や、気になる噂の真相は…

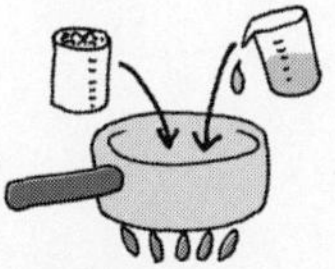

4章 悩み、不調を解消したい！何をどう食べればいい？

●肌トラブルから冷え、ストレスまで…

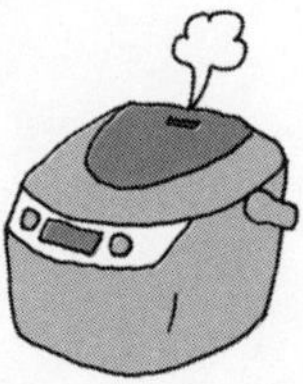

5章 健康・美容のために心がけたい食習慣の知恵

●栄養バランスを賢く取りたい！…

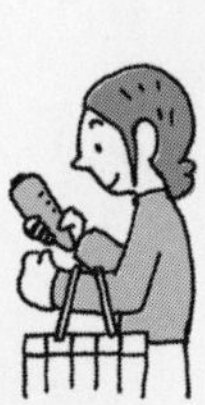

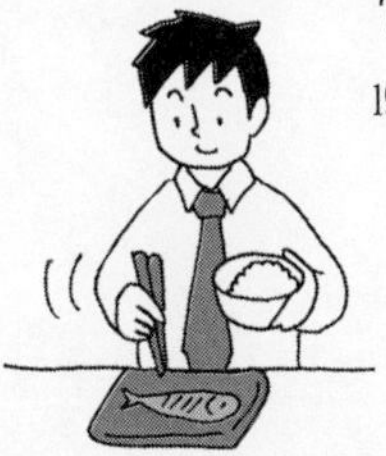

6章

日進月歩の栄養学の最新の情報をキャッチ！

●いま話題の食品、栄養成分とは…

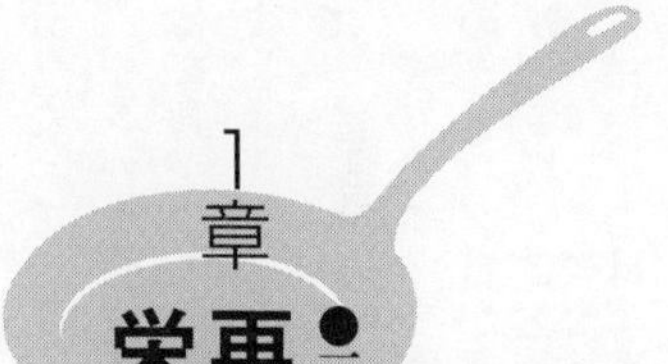

1章

再確認しておく 栄養素の基本のキ

●三大栄養素にビタミン、ミネラル…

タンパク質が、体に必要な理由とは

人体の60％は水分が占め、そのほかの15％は脂肪、5％が糖質などで構成されている。残りの20％がタンパク質で、骨や筋肉、皮膚、毛髪、臓器、血液などの主成分となっている。

タンパク質は体内で、ホルモンや酵素、免疫細胞をつくる原料となるほか、人の体を動かす生命活動のほとんどに関係している。よく「タンパク質をしっかり摂《と》りましょう」といわれるのは、人体のほとんどが、タンパク質なしにはつくることができないからである。

そのタンパク質の原料となっているのが「**アミノ酸**」だ。人の体には10万種類ものタンパク質があるといわれているが、それらはたった20種類のアミノ酸の組み合わせによってつくられている。

栄養学では、アミノ酸は大きく2種類に分類されている。ひとつは、体内で合成することができる11種類のアミノ酸で、「**非必須《ひひっす》アミノ酸**」と呼ばれる。もうひとつは、体内では合成できないため、食物から摂取《せっしゅ》しなければならない9種類のアミノ酸。これらを「**必須アミノ酸**」と呼ぶ。

食生活が豊かな現代では、タンパク質が極端に不足する心配はないが、ダイエットなどで偏った食事を続けていると、必須アミノ酸が不足して体力や免疫力が低下し、貧血などの体調不良や肌荒れ、抜け毛などの原因になる恐れもある。

では、タンパク質は、体内でどのように働いているのだろうか。

食事から摂ったタンパク質が胃や腸に入ると、まずは消化酵素によってアミノ酸に分解される。そのままの形では体内にうまく吸収できないからだ。

分解されたアミノ酸は、小腸で吸収され、血液の流れにのって体内の細胞のすみずみへと運ばれていく。そこでアミノ酸同士が連結し、再びタンパク質として合成される。皮膚や筋肉、臓器をつくる材料に使われたり、古いタンパク質がアミノ酸に分解され、運ばれてきたアミノ酸と連結して、新たなタンパク質となるなど、さまざまな働きをしている。

必須アミノ酸には、どのような働きがある?

必須アミノ酸は、バリン、ロイシン、イソロイシン、トリプトファン、リジン、

9つの必須アミノ酸

バリン	BCAAのひとつ。牛肉、チーズほか多くの食品に含まれる
ロイシン	BCAAのひとつ。牛肉、牛乳、チーズなどに多い
イソロイシン	BCAAのひとつ。鶏肉、鮭、牛乳などに多い。
トリプトファン	リラックス効果がある。大豆製品、牛乳などに多い
リジン	糖代謝、細胞の修復など。魚や大豆製品に多い
メチオニン	肝機能を強化。鶏肉、豚肉、鮭、豆乳などに多い
フェニルアラニン	記憶力に関係。肉類、魚介類、大豆製品に多い
ヒスチジン	神経の機能に関係。マグロや青魚、鶏肉、豚肉に多い
スレオニン	脂肪肝を防ぐ。卵、牛乳、大豆製品など

メチオニン、フェニルアラニン、ヒスチジン、スレオニン（トレオニン）の9種類。

このうち、筋肉中のタンパク質に含まれる必須アミノ酸の約4割を占めているのが、**バリン**、**ロイシン**、**イソロイシン**。3つ合わせて**「分岐鎖《ぶんきさ》アミノ酸（BCAA）」**と呼ばれる。

ハードな運動を長時間続けたりすると、体内では不足したエネルギーを補うため、筋肉中のタンパク質を分解し、BCAAを消費しはじめる。その不足分を補うため、アスリートなどがサプリメントで補給しているのがBCAAだ。

トリプトファンは、リラックス作用をもつアミノ酸。豆腐、納豆、味噌、しょうゆなどの大豆製品、牛乳やチーズなどの乳製品、米などの穀類に多く含まれる。トリプトファンは、〝幸せホルモン〟と呼ばれるセロトニンの材料となり、心を落ち着かせ、安眠をもたらす作用がある。

ヒスチジンは、アレルギー反応を起こすことで知られる「ヒスタミン」の原料になる成分だ。鼻づまりやかゆみを引き起こす厄介な特徴をもつが、脳の満腹中枢《ちゅうすう》に働きかけて食欲を抑えたり、交感神経を刺激して脂肪の燃焼を促《うなが》すなどの効果が期待できる。

ヒスチジンを多く含む食品は、マグロ、カツオ、ブリ、サバなどの青魚や、鶏むね肉、豚の赤身肉、チーズなど。ヒスチジンは、子供のうちは合成することができないアミノ酸なので、食事で積極的に摂る必要がある。

「アミノ酸スコア」のよい食品は?

体を健康に保つには、9種類の必須アミノ酸をバランスよく摂る必要がある。必須アミノ酸は相互に作用しあっているため、どれかひとつでも不足すると、全体の栄養価が下がってしまうからだ。とはいえ、どんな食品を摂ればいいのかわからないという人も多いだろう。そんなとき、参考になるのが「アミノ酸スコア」だ。

アミノ酸スコアは、必要量を100として、食品中に含まれる必須アミノ酸のバランスを数値化したもの。したがって、**点数が100に近いほど良質なタンパク質であることを示している。**

代表的な食品のアミノ酸スコアを紹介していくと、豚肉(ロース)、アジ(生)、鶏卵《けいらん》、牛乳は、すべてアミノ酸スコア100を超えている食品。

一方、日本人の主食である白米(精白米)は61と、必要量を満たしていない。野菜では、ジャガイモは73、トマトは51、キャベツは53となっている。

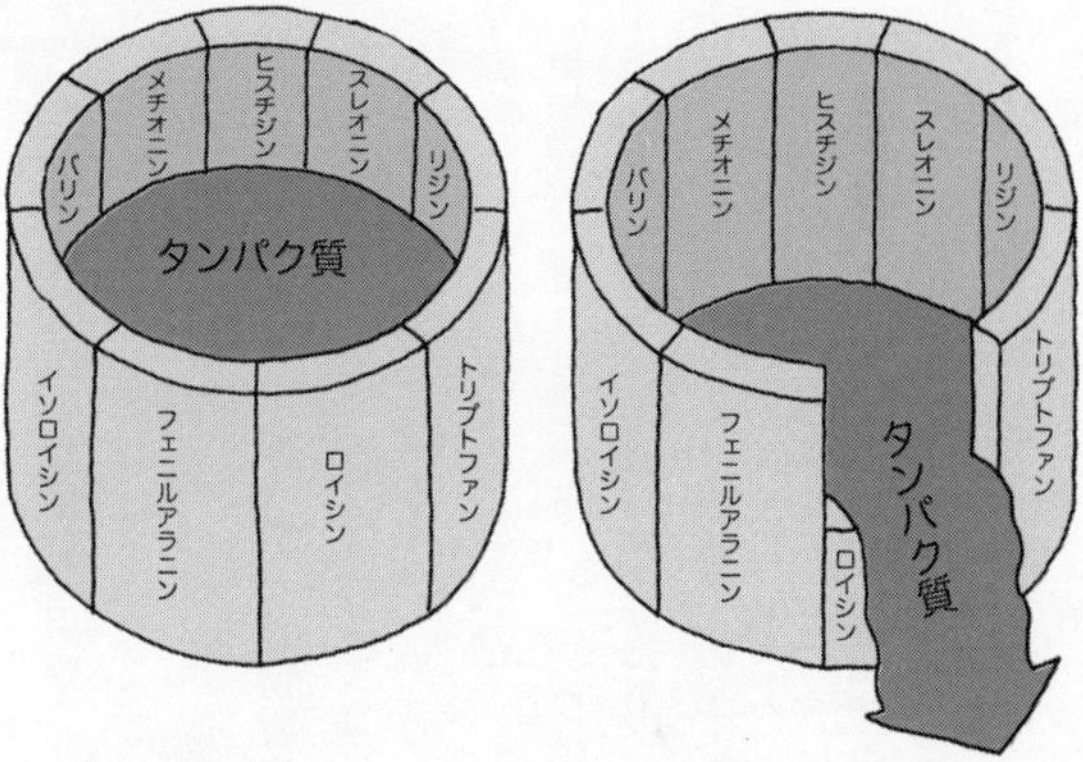

タンパク質の合成は、しばしば桶のなかの水にたとえられる。
一種類でもアミノ酸が少ないと、タンパク質の合成がそのぶん、
減ってしまうとされる

しかし、アミノ酸スコアが100に満たない食品でも、複数の食品を一緒に摂ることでバランスが整い、体内で効率的にタンパク質を合成することができる。

たとえば、白米などの穀類は、必須アミノ酸であるリジンが不足しているが、リジンが豊富な鶏肉などの動物性食品を一緒に食べることで、アミノ酸スコアを100に近づけることができる。

タンパク質の合成を桶（必須アミノ酸）と水（タンパク質）に例えたのが上図。必須アミノ酸のひとつが低いだけで、タンパク質の合成が下がってしまうことをあらわしている。

糖質の種類と特徴は?

糖質は、ご飯やパン、イモ類などの主成分であるデンプンや、料理の甘味づけに使われる砂糖（ショ糖）や、果物の果糖《かとう》などに含まれている。

炭水化物は、糖の最小単位である「単糖《たんとう》」を基本として、「単糖類」「二糖類《にとう》」「多糖類《たとう》」などに分類されている。人の消化酵素では消化することができない「食物繊維」も炭水化物のひとつだ。

単糖類に含まれるのは、ブドウ糖（グルコース）、果糖（フルクトース）、ガラクトースなど。ブドウ糖は自然界に最も多く存在する糖質で、神経細胞や脳のエネルギー源として使われる。果物や穀類《こくるい》などに多く含まれ、果物のブドウから発見されたことから、ブドウ糖という名がついた。

ブドウ糖は分解・吸収スピードが速く、激しい運動でエネルギーを消耗《しょうもう》したり、インスリンの異常などで血糖値が低くなり過ぎたときは、すばやくエネルギー源に変わり、血糖値を安定させる働きをもっている。

二糖類は、単糖ふたつが結合したもので、砂糖の主成分であるショ糖（スクロー

炭水化物の内訳

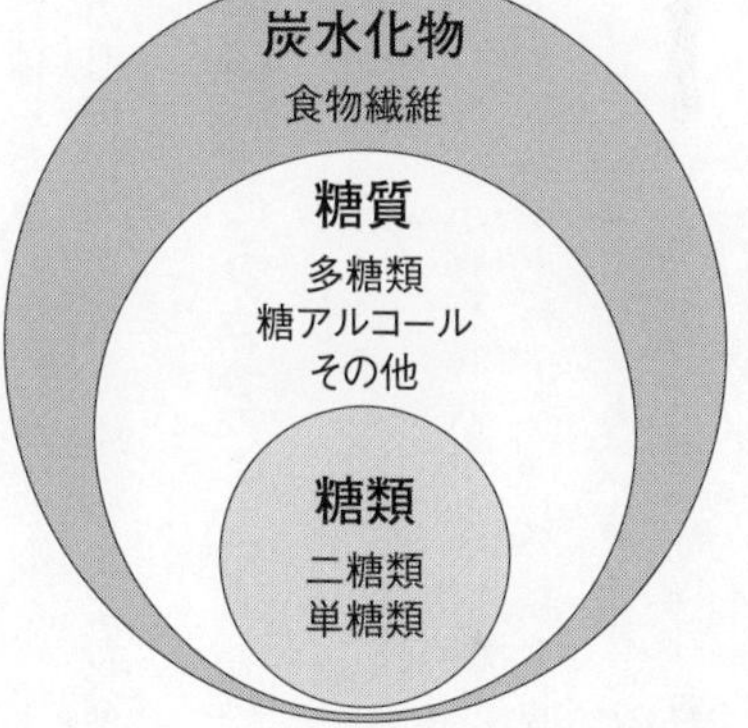

ス）、水あめの原料などに使われる麦芽《ばくが》糖（マルトース）、乳糖（ラクトース）などがある。

乳糖は、母乳や牛乳に含まれる糖質で、腸内の善玉菌を増やしたり、カルシウムやマグネシウムなどの吸収をよくする働きがある。

また、単糖が2～10結合した「オリゴ糖」も、二糖類のひとつに数えられる。オリゴ糖は、虫歯の原因菌であるミュータンス菌の栄養にならないため、〝虫歯になりにくい甘味〟として知られる。それ以外にも腸内のビフィズス菌などの善玉菌を増やしたり、血糖値の上昇をゆるやかにするなど、さまざまなよい働きをもっているが、一度に大量に摂ると、お腹がゆるくなることがある。

多糖類は、10〜100の単糖が結合したもので、デンプン、ペクチン、セルロースなどがある。デンプンを多く含む穀類、イモ類、豆類は、ブドウ糖や果糖など分解する必要のない単糖と比べると、体内で分解・吸収されるまでに時間がかかる。食後の血糖値の上昇もゆるやかなので、太りにくい炭水化物といえる。

糖質はどうやって体内に吸収される?

食べ物から取り入れられた糖質は、消化管でバラバラに分解されたあと、ブドウ糖へ変わり、小腸で吸収されて肝臓へと送られる。その過程で、糖質は1g当たり4kcalのエネルギーを生み出し、脳や筋肉が働くためのエネルギー源となる。

食事からじゅうぶんな栄養を摂ると、ブドウ糖はグリコーゲン（ブドウ糖が多数連結したもの）として肝臓や筋肉などに蓄《たくわ》えられるが、食事を摂って時間が経ち、血糖値が下がってくると、グリコーゲンは再びブドウ糖へと変化して血液中に放出され、活動に必要なエネルギーを供給する。

グリコーゲンは肝臓に約20%、筋肉中に約1%貯蔵されているが、その容量には限界がある。貯蔵しきれなくなったブドウ糖は、脂肪組織へと運ばれて脂肪に変わり、体脂肪として蓄積される。

一日の糖質の所要量は、成人の男女で400g。**不足すると疲労感などの原因になるが**、極端なダイエットをおこなっていない限り、現代の食生活で不足することはまずない。むしろ、米やパン、麺類などの過剰《かじょう》摂取のほうが問題になっている。

果物やハチミツに含まれる果糖は太りやすい？

お菓子や甘いジュースのほか、日本人の主食である米、パン、麺類にも糖質は含まれている。単糖類、二糖類、多糖類では構造がそれぞれ異なるため、体内へ吸収される時間や、血糖値の上昇スピードが異なっている。

問題は、そうした性質を理解しないまま、「糖質制限」をおこなっている人が増えていることだ。肉や油などは摂ってもよいことから、「糖質制限」を気軽にはじめる人も多いが、糖質制限をはじめると、集中力の低下、便秘、疲れやすくなるなどの症状が出ることもある。

むろん、その原因が「糖質制限」にあるかどうかは、糖質以外の食品をどう食べているか、また個人の生活習慣にもよるだろう。現在も、糖質は「摂ったほうがいい」「摂らないほうがいい」という議論がくりかえされているが、あらゆる糖質を極端に制限すると栄養バランスを崩すので、糖の性質を理解して摂ることが重要になってくる。

糖質のなかでも**「果糖」は、ほかの糖よりも太りやすい**といわれる。食べたあとの血糖値の上昇や満腹感と関係があるという。

たとえばブドウ糖は、小腸から吸収されたあと、血液中に糖が増えて血糖値が上昇する。すると、膵臓《すいぞう》からインスリンが分泌されて血糖値を下げる。

ところが果糖は、ほとんどが肝臓で代謝《たいしゃ》され、インスリンを必要としない。食べても血糖値が上昇しないため、以前は太りにくいと考えられていた。

しかし、脳が満腹感を得るために必要なインスリンを必要としないため、**満腹感を得にくい。食欲が満たされないため、結果として多く摂取し過ぎてしまう**。すると脂肪が蓄積され、太りやすくなると考えられている。

果糖は、おもに果物やハチミツに含まれるが、これらを食べていなくても、知らないうちに口にしていることがある。砂糖と比べて甘味が強く、口当たりがサッパリしているため、清涼飲料水やアイスクリームの甘味料としても使用されているからだ。

また、果物には「果糖しか含まれていない」と思われがちだが、そうではない。果糖以外にも、ブドウ糖、ショ糖、二糖類、多糖類が含まれているほか、ビタミンやミネラルも豊富である。

果糖は体内に入るとスピーディにエネルギーに変換されるので、疲れて甘いものが食べたくなったときなどに果物を摂るといいだろう。

脂質の重要な役割とは?

1g当たり9kcalと、三大栄養素のなかで最も高いエネルギーを産出する「脂質」。脂質は、**体を動かすエネルギー源として使われるほか、ホルモンや細胞膜の材料となったり、皮下脂肪が臓器を保護し、体温を一定に保つ**役割も果たす。さらに、**脂溶性ビタミン(ビタミンA・D・E・K)の吸収を促す**など、体の健康維持に重要な役割を担っている。

脂質は、タンパク質や糖質と同様に、多く摂り過ぎても、制限し過ぎても体にはよくない。年齢によっても異なるが、成人の場合では、一日に必要なエネルギー(摂取カロリー）の20～30％を脂質から摂るとよいといわれている。これをグラムに換算すると、成人男性でおよそ69g、女性ではおよそ56gとなっている。

そういわれても、自分が必要量をオーバーしているのかどうか、よくわからない人が多いのではないだろうか。日本人全体でみると、脂質の平均摂取量はほぼ適量といわれており、肉、魚、植物油など、各脂質のバランスも良好で、とくに問題はないとされている。

しかし、これはあくまでも平均値。成人男性で30％、女性で20％の人が、脂質の摂取量が必要量をオーバーしているというデータもある。脂質は摂り過ぎれば肥満を招くもとになる。肉の脂身や揚げ物など、油脂を多く含む料理はうま味を感じやすいので、食べ過ぎには注意が必要だ。

脂肪の主成分「脂肪酸」の種類と特徴は？

バターなどの乳製品、マーガリン、オリーブオイルなどの植物油、魚や肉の脂肪に多く含まれる脂質。その主成分は「脂肪酸」で、大きく「飽和《ほうわ》脂肪酸」と「不飽《ふほう》和《わ》脂肪酸」のふたつに分類される。

飽和脂肪酸は、肉類の脂やバター、乳製品の脂肪分やパーム油など。飽和脂肪酸の多くは、動物性の脂に多いが、植物性のココナッツオイルなどにも含まれている。

不飽和脂肪酸には、体内でつくれない「多価《たか》不飽和脂肪酸」と、体内でつくることができる「一価《いっか》不飽和脂肪酸」があり、構造の違いから「オメガ3系」「オメガ6系」「オメガ9系」の3つのオメガ系列に分類されている。

市場に多く流通している植物性油の成分は、オメガ3系はα《アルファ》-リノレン酸、オメガ6系列はリノール酸、オメガ9系列はオレイン酸となる。

食品に含まれる脂肪酸が、飽和脂肪酸、不飽和脂肪酸のどちらに属するのかは、常温で固体か、それとも液体かで判断できる。

飽和脂肪酸を多く含む脂肪は「常温では固体」の場合が多く、不飽和脂肪酸は「常温では液体」の場合が多い。たとえば、料理に使うバターや、肉の脂身は加熱すると溶け出すが、常温では固体なので、飽和脂肪酸とわかる。

一方、サラダ油、オリーブオイルなどは常温でもサラサラしていて固まらないので、不飽和脂肪酸というわけだ。

もちろん、これにも例外はある。たとえば、ココナッツオイルは「常温で固体」だが、飽和脂肪酸に属する。ココナッツオイルの脂肪酸は「中鎖《ちゅうさ》脂肪酸」といって、体内での吸収や代謝が速く、脂肪がつきにくいといわれている。

もうひとつの例外は、トーストに塗るマーガリンだ。植物由来の油だが、バターに似せてつくられているため、不飽和脂肪酸に水素を加えることで、常温でも固形の状態を保っているのである。

では、飽和脂肪酸と不飽和脂肪酸のどちらが健康にいいのか？

これまで、動物性食品に多い飽和脂肪酸は、体にコレステロールがたまりやすく、「健康に悪い油（脂）」といわれていた。ところが最近は、サラダ油の主成分であるリノール酸が問題視されている。摂り過ぎると、動脈硬化の原因になったりアレルギーを引き起こしたりするといわれているのだ。

脂肪酸の種類によって体にもたらす作用にも違いがあるが、健康によいといわれる脂肪だけ食べていれば健康になれるというわけではない。バランスよく摂ることが大切だ。

注目の「オメガ3系」「オメガ9系」の油は、体でどう働く？

不飽和脂肪酸には、その構造によって「オメガ3系」「オメガ6系」「オメガ9系」

脂肪酸の種類

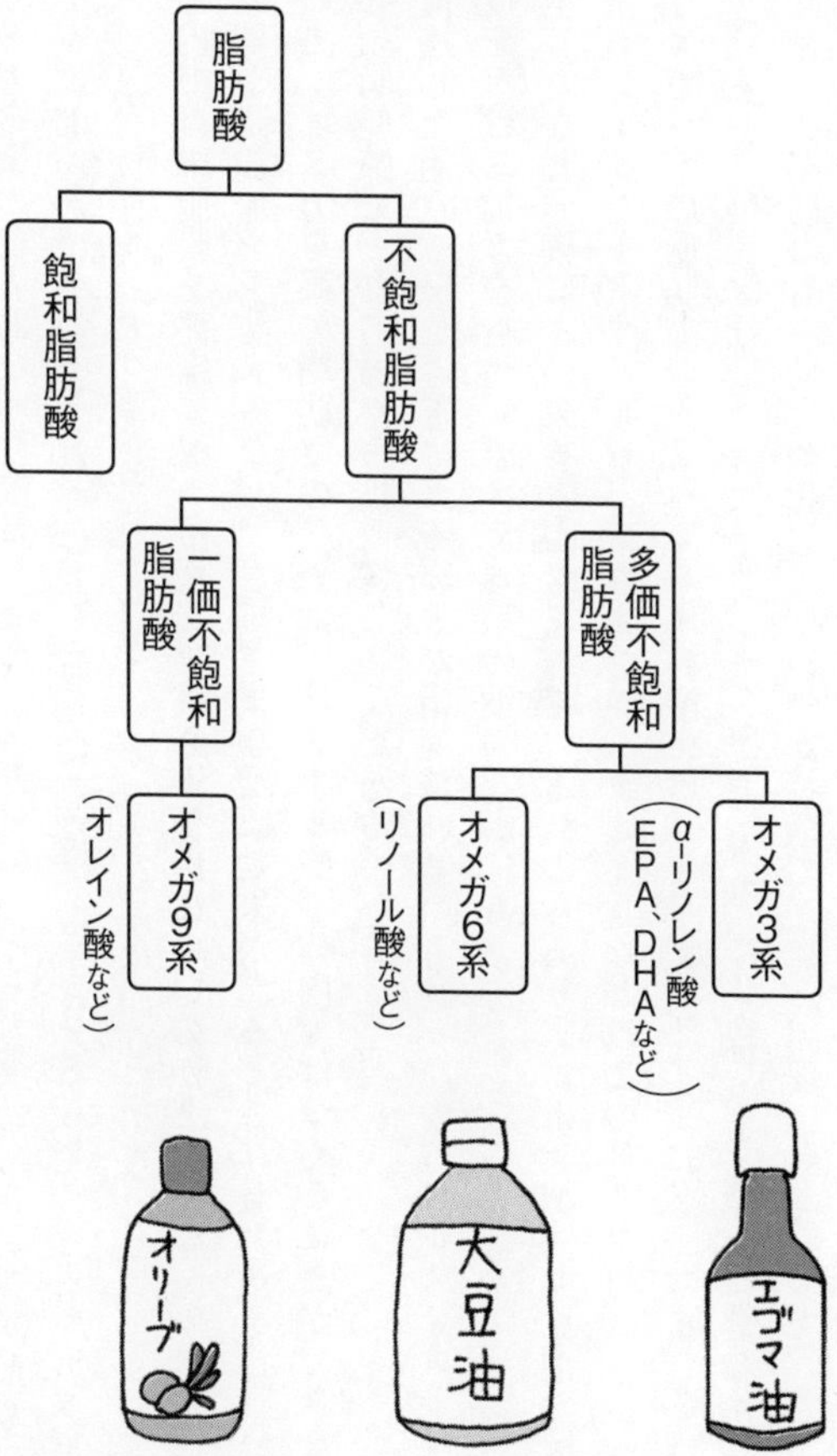
脂肪酸
飽和脂肪酸
不飽和脂肪酸
一価不飽和脂肪酸
多価不飽和脂肪酸
オメガ9系
（オレイン酸など）
オメガ6系
（リノール酸など）
オメガ3系
（α-リノレン酸
EPA、DHAなど）
オリーブ
大豆油
エゴマ油

の3つの脂肪酸に分類されている。

オメガ3系の代表的な脂肪酸は、α《アルファ》-リノレン酸。エゴマ油、アマニ油、クルミ、チアシードなどに多く含まれている。青魚に豊富に含まれるEPA（エイコサペンタエン酸）、DHA（ドコサヘキサエン酸）もオメガ3系の脂肪酸のひとつ。

体内では細胞膜を健康に保ったり、血液をサラサラにして血栓《けっせん》を予防したり、血圧上昇や認知症を予防するなど、さまざまな健康効果があるとされる。

一方、**オメガ6系**の脂肪酸の代表は、リノール酸。体内ではつくることができない必須脂肪酸で、食べ物から摂取する必要がある。

前述した通り、摂り過ぎによる弊害《へいがい》が指摘されているが、血中のコレステロール濃度を下げる働きをもつ。オメガ6系の油のなかにも、ビタミンやポリフェノール、ミネラルなど健康によい栄養素が含まれているものもあり、コーン油、大豆油のほか、グレープシードオイル、パンプキンシードオイルなどはこの仲間だ。

オメガ9系の脂肪酸である「オレイン酸」は、オリーブオイルに多く含まれるほか、ひまわり油、紅花油《べにばなゆ》などに含まれている。悪玉コレステロール濃度を減少させ、動脈硬化の予防にも有効。酸化しにくいのが特徴で、加熱調理にも向くので、さまざまな料理に使うことができるのがメリットだ。

コレステロールを「悪者」と決めつけてはいけない!

脂質といえば、気になるのが「コレステロール」ではないだろうか。健康によくないイメージがあるが、じつはコレステロールは、人の生命維持に欠かすことのできない成分。約60兆個もの細胞からなる人体の至るところで、コレステロールは重要な働きをしている。

男性ホルモン・女性ホルモンをはじめ、脂肪の吸収を助ける胆汁酸《たんじゅうさん》、カルシウムの吸収を促すビタミンDなども、コレステロールを原料としてつくられている。

コレステロールが不足すると血管がもろくなり、脳卒中の原因になるだけでなく、ビタミンD不足による骨粗鬆症《こつそしょうしょう》、さらに免疫細胞の働きが低下することで、がん細胞を増殖させるリスクもある。

ご存じのように、コレステロールには、「善玉」と呼ばれるHDLコレステロールと、「悪玉」と呼ばれるLDLコレステロールがある。

コレステロール=危険なものと思われがちなのは、悪玉のLDLコレステロールが増えると動脈硬化を促進し、脳卒中や心臓病など命にかかわる病気を招くリスク

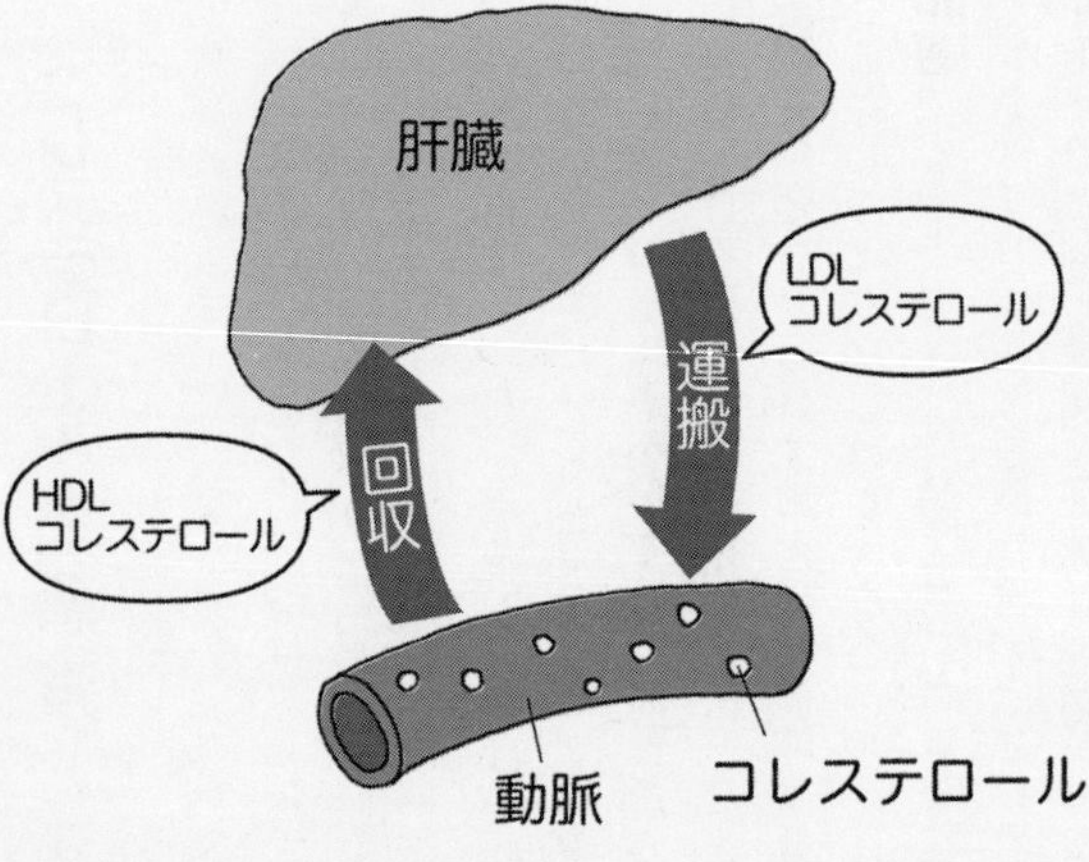

が高まるといわれているからだ。

しかし、悪玉も元を正せば同じ成分で、悪玉のほうがとくに何か悪さをしているわけではない。ただ体内での働き方が異なるため、便宜上《べんぎじょう》、ＨＤＬとＬＤＬとを区別しているにすぎない。

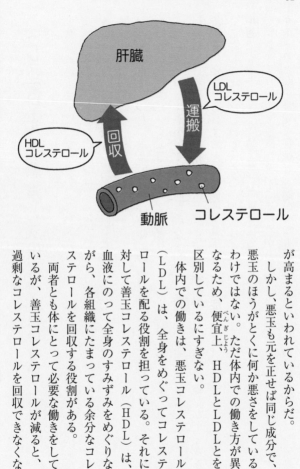

体内での働きは、悪玉コレステロール（ＬＤＬ）は、全身をめぐってコレステロールを配る役割を担っている。それに対して善玉コレステロール（ＨＤＬ）は、血液にのって全身のすみずみをめぐりながら、各組織にたまっている余分なコレステロールを回収する役割がある。

両者とも体にとって必要な働きをしているが、善玉コレステロールが減ると、過剰なコレステロールを回収できなくなって体内にたまり、動脈硬化などを促進させる原因となる。

そのためにLDLは「悪いヤツ」とみなされやすいのだが、単なる役割の違いにすぎないのだ。

ビタミンはどんな仕事をしているか？

糖質、タンパク質、脂質の三大栄養素にビタミンとミネラルを加えて五大栄養素という。三大栄養素は血や肉になったり、体を動かすエネルギーになったりするが、ビタミンの役割は異なり、三大栄養素がじゅうぶんに活躍できるよう、体の機能を調整したり、潤滑油《じゅんかつゆ》のような働きをする。

というと、脇役のような感じがするが、ビタミンは生命活動に不可欠なプレイヤー。**ビタミンが不足すると体の機能は低下し、欠乏症が出る。**ようするに、病気になってしまう。

ビタミンは体に不可欠な栄養素だが、体内では生成されないので、食べ物から摂取するしかない。が、必要量はごくわずか。そのため「微量《びりょう》栄養素」ともいう。

人間が生きていくうえで必要なビタミンは13種類あり、油に溶けやすい脂溶性ビタミンと、水に溶けやすい水溶性ビタミンに分けられる。

脂溶性ビタミンはビタミンA、D、E、Kの4種類。これは「脂溶性は4（DAKE）」と覚えよう。

水溶性ビタミンはビタミンB群とビタミンC。ビタミンB群にはB_1、B_2、ナイアシン、パントテン酸、B_6、葉酸《ようさん》、B_{12}、ビオチンの8種類が入る。

ビタミンの名前は順番が飛んだり、ABCと物質名が混在していたり、なんともわかりにくいが、本来は物質名が正式で、ABCは仮称として用いられたもの。ビタミンCにもアスコルビン酸という正式な名前がある。

だが、ビタミンCのほうが広く知れわたっているので、通常はビタミンCと呼ぶ。アルファベットの順番が飛んでいるのは、研究が進められるなかで、いったんはビタミンとされたものの「これはビタミンとはいえない」と削除されたものがあるからだ。

ビタミンはそれぞれ違う役割を担っていて、あるビタミンは血管や粘膜にかかわる仕事を、また、あるビタミンは髪や皮膚にかかわる仕事をしているのだが、ここからはおもなビタミンの仕事を紹介しよう。

脂溶性ビタミン	ビタミンA	皮膚や粘膜を正常に保つ。 夜盲症をふせぐ
	ビタミンD	骨や歯を正常に保つ
	ビタミンE	細胞膜を正常に保つ。 抗酸化作用をもつ
	ビタミンK	血栓を防ぐ。骨や歯を正常に保つ
水溶性ビタミン	ビタミンB_1	糖質を代謝。神経を正常に保つ
	ビタミンB_2	皮膚、粘膜を正常に保つ
	ビタミンB_6	タンパク質や女性ホルモンの代謝
	ビタミンB_{12}	赤血球を合成、メラトニンの分泌
	ビタミンC	コラーゲンの生成、白血球を強化
	ナイアシン	糖質、タンパク質、脂質の代謝
	パンテトン酸	糖質、タンパク質、脂質の代謝
	葉酸	赤血球やDNAの生成
	ビオチン	皮膚や粘膜を正常に保つ

ビタミンA――暗いところでも目が見える機能を保つ

ビタミンAには大きくふたつの仕事がある。ひとつは**皮膚やのど、鼻、肺、消化管などの粘膜《ねんまく》を正常に保つ仕事**。もうひとつは**目にかかわる仕事**である。

目の網膜《もうまく》にはロドプシンという物質がある。われわれが暗いところでもわずかな光に気づくのは、ロドプシンが光に反応し、その刺激を脳に伝えるからなのだが、ビタミンAは、このロドプシンが正常に機能するために不可欠なもの。ビタミンAが不足すると、暗いところで目がみえにくくなり、ひどい場合は夜盲症《やもうしょう》になる。

また、ビタミンAは皮膚や粘膜を守る働きをするので、不足すると皮膚は角質化《かくしつか》して粘膜は弱くなり、感染症にかかりやすくなる。

目の乾燥や、気管支炎、尿道炎のほか、免疫力の低下に起因するさまざまな影響が出る可能性がある。

ビタミンAを多く含んでいるのはレバー。とくに鶏レバーには多く、100g当たり14gのビタミンAを含んでいる。豚レバー、アンコウの肝、ウナギの蒲焼《かばや》き、ニンジン、モロヘイヤ、カボチャ、ホウレンソウ、マンゴーなどにも含まれている。

また、緑黄色野菜などに含まれているβ《ベータ》カロテンは、体内に吸収されるとビタミンAに変わる。

ビタミンAはさまざまな食材に含まれているので、常識的な食事をしていれば不足することはまずない。むしろ、心配なのは過剰症である。

ビタミンAは脂溶性ビタミン。水溶性ビタミンは尿とともに体外に排泄《はいせつ》されるが、脂溶性ビタミンは体内に蓄積される。だから、摂り過ぎると過剰症になり、嘔吐《おうと》や頭痛を起こしたり、骨障害、脂肪肝などの原因になったりする。妊娠初期に摂り過ぎると胎児の奇形が増えることも確認されている。

ビタミンAは不足してもいけないが、摂り過ぎてもいけないのだ。

ビタミンB_1――不足すると集中力が低下する

ビタミンB_1は**糖質からエネルギーを生み出すうえで重要な働きをし、同時に脳の中枢神経や手足の末梢《まっしょう》神経の働きを正常に保つ**という仕事もしている。

まず、前者だが、食べ物から摂取された糖質はまずブドウ糖に分解され、その後、ピルビン酸に変換され、さらにアセチルCoAという物質に変換され、それからT

CA回路という代謝経路でエネルギーが生まれる。ビタミンB_1はこの過程で酵素を助ける補酵素として活躍している。

ビタミンB_1が不足すると、糖質の代謝はうまくいかず、エネルギーは生まれない。そのため疲労感や倦怠感《けんたいかん》が生じやすく、筋肉痛の原因にもなる。

さらに、神経を正常に保つ仕事も重要で、ビタミンB_1が不足すると、脳や神経系が正常に機能しなくなり、集中力が低下したりイライラが起きやすくなる。

ビタミンB_1は水溶性のため、過剰に摂っても体内に蓄積されることはなく、排泄《はいせつ》される。そのぶん、毎日、一定量を摂る必要がある。

ビタミンB_1を多く含んでいるのは豚肉。ロースよりもモモ、モモよりもヒレに多く含まれている。ウナギの蒲焼きにも豚ヒレと同じくらいのビタミンB_1が含まれる。

玄米、胚芽《はいが》米、全粒粉《ぜんりゅうふん》パンなど、胚芽のついているものもビタミンB_1の宝庫なので、ビタミンB_1が不足気味という人は、玄米や胚芽米を主食にしてみるといい。

ビタミンB_1欠乏症として有名なのは脚気《かっけ》で、手足のしびれ、むくみなどが生じる。江戸時代の末期に流行した「江戸わずらい」もビタミンB_1不足による脚気である。このころ、精米技術が発達し、多くの人が玄米から白米を食べるように変わったため、ビタミンB_1欠乏症の人が増えたのだ。

ほかにもビタミンB_1欠乏症の症状としては食欲不振、倦怠感などがある。ひどくなると心不全を引き起こすこともある。

ビタミンB_2——疲労回復や子供の発育にかかわる

ビタミンB_2は、**脂質、糖質、タンパク質の代謝過程でエネルギーを効率的に生成する役割を果たすビタミン**。エネルギー消費量の多い人ほど、ビタミンB_2の必要量も増加するので、スポーツ選手など激しい運動をする人や、一日の活動量の多い人は多めに摂ったほうがいい。

また、ビタミンB_2は子供の発育に欠かせないビタミンで、「発育のビタミン」とも呼ばれている。妊娠中や授乳時の女性はとくに多く摂る必要がある。皮膚、髪、爪などの細胞の再生を促《うなが》す働きもあるので、健康的な髪や肌を維持するためにもビタミンB_2は重要である。また、ビタミンB_2には粘膜を正常に保つ働きもある。

ビタミンB_2を含む食品としてはレバー、魚介、卵などがあるが、牛乳にも多く含まれていて、牛乳1杯で一日の必要量の4分の1が摂れる。

ただ、ビタミンB_2は光に弱く、明るいところに置いておくと分解されてしまう。

だから、牛乳からビタミンB_2を摂るならば、びん入りの牛乳よりパックの牛乳を買ったほうがいい。

ビタミンB_2が不足すると、体にはさまざまな症状があらわれる。代表的なものは肌荒れ、ニキビ、口内炎、口角炎《こうかくえん》、舌炎《ぜつえん》、皮膚炎、激しいかゆみ、髪のトラブルなど。目が充血したり、眼精《がんせい》疲労になることもある。

また、抗生物質、ステロイド剤、精神安定剤、経口避妊薬《けいこうひにんやく》などを長期に服用した場合にもビタミンB_2欠乏症の症状は出る。

ビタミンB_2は水溶性なので、摂り過ぎても問題はなく、不要な分は尿として排泄される。ちなみに、尿の黄色はビタミンB_2の色である。

ビタミンB_6――女性の生理にともなう症状を改善する

ビタミンB_6はタンパク質の代謝にかかわるビタミン。タンパク質を分解する過程や、**タンパク質からエネルギーを生成する過程で必要とされる**ので、タンパク質を多く摂る人は、そのぶん、ビタミンB_6の必要量が多くなる。

また、ビタミンB_6は女性ホルモンである**エストロゲンの代謝にもかかわっている。**

女性は月経が近づくとエストロゲンの分泌が高まる。それにともなって血中のビタミンB6濃度が低下し、それがイライラや気分の落ち込み、肩こり、腰痛などの不定《ふてい》愁訴《しゅうそ》の原因になることがわかっている。

ビタミンB6は妊娠初期のつわりの軽減にも役立つ。つわりはアミノ酸の一種であるトリプトファンの代謝異常によるもので、ビタミンB6が不足すると代謝異常が起こりやすくなる。つわりがひどい場合は治療薬としてビタミンB6が投与されることも多い。

ビタミンB6を多く含む食品としてはマグロ、カツオ、シロサケ（鮭）、サンマ、ムロアジ、牛レバーなどがあるが、通常の食事をしている限り、ビタミンB6が欠乏することはない。また、ビタミンB6は水溶性なので過剰症になることもないので生理前や妊娠中の女性は多めに摂取するといいだろう。

ただし、抗生物質の服用中は不足することがあり、ビタミンB6が欠乏すると皮膚炎、口内炎、貧血などの症状があらわれる。

ビタミンB6はドーパミン、セロトニン、GABA（ギャバ）などの神経伝達物質の合成過程でも必要とされるビタミンなので、不足すると自律神経のバランスが崩れ、不眠、うつ、イライラなどの不調をもたらす。

ビタミンB_{12}——不足すると貧血になる

ビタミンB_{12}は赤血球の合成にかかわるビタミンで、「赤いビタミン」と呼ばれている。

ビタミンB_{12}が不足すると赤血球の形成や再生がうまくいかなくなり、異常に巨大な赤血球ができたり、赤血球の数が減ったりして、貧血の症状があらわれる。貧血は鉄分の不足からも起きるが、ビタミンB_{12}不足から起きる貧血は、それとは区別して悪性貧血という。

その他の欠乏症としては、全身のだるさ、下肢《かし》のしびれ、めまい、動悸《どうき》、息切れなどがある。

ビタミンB_{12}にはもうひとつ、**生体リズムを整えるホルモンのメラトニンの分泌を調節する**働きもあるので、睡眠障害や時差ぼけの改善にも有効とされている。また、ビタミンB_{12}が不足すると、中枢神経、末梢神経など神経系が正常に機能しなくなり、神経が過敏になったり、気分の落ち込みなどが起きやすくなる。

ビタミンB_{12}を多く含むものとしてはシジミ、牛レバー、アサリ、カキ、サンマなどがあるが、通常の食事を摂っている限り、不足することはまずない。しかし、胃の切除手術をした人は要注意である。

食事を通じて体内に入ったビタミンB_{12}は、胃から分泌される内因子と呼ばれるタンパク質と結合して吸収されるのだが、胃の切除後は内因子の分泌障害が起きたり、とくに胃の全摘手術をした場合は、ほとんど分泌されなくなってしまう。そのため、胃を摘出《てきしゅつ》した人は薬剤を使ってビタミンB_{12}を補給する必要がある。

また、ビタミンB_{12}は植物性食品にはほとんど含まれていないので、動物性食品をまったく摂らないベジタリアン（ビーガン）は、サプリメントなどで補給する必要がある。

ビタミンC――美肌効果のほかに、感染症を防ぐ働きもある

ビタミンCは、体内のさまざまなところで多くの役割を果たしている。

その働きをいくつかあげると、まずは**コラーゲンの生成**である。コラーゲンは人の体を構成するタンパク質のひとつで、体内に存在するタンパク質の約30％はコラーゲンが占める。ビタミンCは、このコラーゲンの生成にかかわる仕事をしている。

コラーゲンはおもに血管や骨の材料として使われるが、肌のハリや弾力をキープするのにも必要なもの。ビタミンCを摂るとコラーゲンが増え、肌にハリと弾力が戻る。

そのため、「ビタミンCには美肌効果がある」といわれるのだが、ビタミンCの美肌効果にはもうひとつ、**シミやソバカスの予防効果**もある。シミやソバカスはメラニン色素によって発生するのだが、ビタミンCはこの色素の生成を抑える働きがある。

ビタミンCは免疫機能にも重要な役割を果たしている。

人体には体内に侵入したウイルスなどの病原体を排除する免疫システムが備わっているが、その主役と呼べるのが白血球である。白血球の働きが強まればそれだけ免疫力は高まり、逆に白血球の働きが弱まったり、白血球が少なくなったりすると免疫力は低下する。ビタミンCは**白血球の働きを強化し、また、自ら病原体を除去し、感染を防ぐ**働きもする。

ほかにも、鉄や銅の吸収を促進して赤血球の合成を促したり、ストレスに対抗する副腎髄質《ふくじんずいしつ》ホルモンの生成を促したり、抗がん作用があるとされるインターフェロンの生成を促進する作用のほか、胃がんや肝臓がんの原因のひとつとされるニトロソアミンの生成を抑制するなど、ビタミンCの仕事はじつに多種多様といえる。

ビタミンCを多く含むものとしては菜の花、赤ピーマン、ナバナ、ユズ、果物のカキ、グァバ、キウイフルーツなど。ビタミンCは水に溶けやすく、しかも熱に弱く、3分以上ゆでると半減してしまう。

過熱に強いのはジャガイモで、デンプンがビタミンCを包み込み、排出されにくいからである。

ビタミンD——骨の健康に欠かせない

ビタミンDはカルシウムと関係が深いビタミン。血液中のカルシウム濃度が低下すると、小腸でカルシウムの吸収を促して**カルシウム濃度を一定に保つ**などの働きをするほか、カルシウムが骨に沈着できるよう手助けもする。

ビタミンDはこのように**骨の形成に欠かせない**ビタミンで、不足すると骨の発育不全、骨軟化症《こつなんかしょう》、骨粗鬆症《こつそしょうしょう》などの症状が出る。子供の場合は骨の成長障害が起こり、背骨や足の骨が曲がったり、X脚、O脚、骨格異常が起こるくる病の原因になる。乳幼児の骨の形成にはとくに重要なビタミンである。

骨にかかわる症状以外にもビタミンD不足が原因で起きるのが、2型糖尿病、心血管疾患、高血圧、感染症など。ビタミンDは、生活習慣病とも深くかかわっているのだ。

ビタミンDを多く含むものとしては、アンコウの肝、紅サケ、塩サケ、キクラゲ、イワシの丸干し、ニシンなどがあるが、通常の食事をしている限り、ビタミンDが不足することはない。

また、ビタミンDは日光の紫外線によって皮膚でもつくられるため、長く夜型生活を続けていたり、まったく日光を浴びずに生活している人をのぞけば、ビタミンD不足を心配することはない。

むしろビタミンDの場合は過剰摂取のほうが問題なのだ。

サプリメントなどでビタミンDを摂り過ぎると、血液中のカルシウム濃度が上がり、高カルシウム血症を招いたり、血管壁や心筋、肺などにカルシウムが沈着し、腎機能障害や軟組織（筋肉、血管、神経など）の石灰化障害を起こしたりすることがある。また、吐き気、下痢、腎臓や肝臓の機能障害の原因にもなるので、サプリメントを常飲している人は注意が必要だ。

ビタミンE――抗酸化力が生活習慣病を予防する

ビタミンEは強い抗酸化作用をもつビタミンだ。広く細胞膜に存在し、**有害な過酸化脂質の生成や細胞の老化を防いだり**、血液中のコレステロールの酸化を防ぐ働きもある。

ビタミンEには血液をサラサラにする効果があるので、高血圧、動脈硬化、心筋《しんきん》梗塞《こうそく》、脳梗塞など生活習慣病の予防にも役立つ。**毛細血管を広げ、末梢の血行をよくする働き**もあり、血行障害によって生じる肩こり、頭痛、手足の冷え、しもやけの予防にもよい。また、肌の血行もよくなるので美肌効果も期待できる。

ビタミンEには**ホルモンの分泌を調整する働き**もある。男性の場合は生殖機能の維持、女性の場合は月経前症候群や更年期《こうねんき》障害などによる不調の緩和《かんわ》に効果がある。

ビタミンEが不足すると細胞レベルから老化が進行してしまう。また、血液中のビタミンE濃度が低下し、細胞膜の酸化が進み、生活習慣病へと至る。乳幼児の場合は、赤血球膜の抵抗性が弱まり、溶血性貧血を起こすことがある。また、感覚障害、神経症状が起きることもある。

ビタミンEを多く含む食品としては、ヒマワリ油、紅花油、アーモンド、ヘーゼルナッツ、キングサーモン、サバ、ウナギの蒲焼き、マグロ油漬け缶詰、子持ちカレイ、カボチャ、菜の花、春菊、ニラ、キウイフルーツなどがある。

なお、食事から摂るときは、ビタミンEと同じように抗酸化作用をもつビタミンCやβ《ベータ》カロテンと一緒に摂るとより高い効果が期待できる。

ビタミンK——出血時に重要な止血の働きにかかわる

ビタミンKは**血液の凝固《ぎょうこ》にかかわる**仕事をするビタミン。けがなどで出血したとき、血液の凝固を促す働きをするので、「止血ビタミン」とも呼ばれている。

ビタミンKは出血時には血液の凝固を促すが、通常はその逆の仕事をしていて、**血栓や血管内での血液の凝固を防いでいる**。つまり、血液を凝固する仕事と、血液の凝固を抑制する仕事の両方を担っているのだ。

ビタミンKにはもうひとつ、カルシウムの代謝に関与して、**骨を丈夫にする**という仕事もある。カルシウムと関係の深いビタミンにはビタミンDがあるが、ビタミンDとビタミンKでは役割が異なる。

たとえば、ビタミンDは骨のなかのカルシウムを血液中に送り出すが、ビタミンKは骨からカルシウムが排出されるのを抑制する。

ビタミンKが不足すると、ケガや内出血などの出血時に血液が止まりにくくなるだけでなく、鼻血が出やすくなったり、月経過多、潰瘍《かいよう》による出血、血尿、血便など出血をともなうさまざまな症状が出る。骨にじゅうぶんなカルシウムが取り込まれなくなるので、骨ももろくなってしまう。

母乳で育てているお母さんがビタミンK不足になると、赤ちゃんに欠乏症の症状が出ることがある。「新生児出血症」といわれるもので、消化管出血によって便が黒っぽくなる。また、頭蓋《ずがい》内出血が起きることもある。

ビタミンKは緑黄色野菜からも、納豆のような発酵食品からも摂ることができるが、前者はビタミンK_1、後者はビタミンK_2という。

ビタミンK_1を多く含むものとしては、アシタバ、ツルムラサキ、カブの葉、豆苗《トーミョウ》、オカヒジキ、春菊、ホウレンソウ、大根の葉などがある。

ビタミンK_2は納豆などの食品からの摂取のほか、腸内細菌によって体内でも合成される。

ほかにもある大切なビタミンとその働き

人体のあちこちで、健康に役立つ仕事をしているビタミン類。ここでは、そのほかのビタミンの働きも紹介しておこう。

ナイアシンは500種以上の酵素反応に関与しているビタミン。三大栄養素のエネルギー代謝に関与するほか、二日酔いの原因となるアセトアルデヒドの分解にも深くかかわっていて、ナイアシンが不足すると飲酒後に二日酔いになる。また、皮膚の機能を正常に保つ働きがあり、冷え、肌荒れなどのトラブルの予防にも役立つ。タラコ、マグロ、レバー、カツオなど魚や肉に多く含まれる。

パントテン酸は三大栄養素のエネルギー代謝に使われるほか、肌や髪をきれいに保つコラーゲンの生成、ストレスを感じたときに分泌される副腎皮質《ふくじんひしつ》ホルモンの合成、善玉コレステロールの増加、風邪《かぜ》をひきにくくする免疫抗体の合成などにもかかわっている。薬物を服用したときの解毒にも関与している。レバーや納豆、鶏卵、鶏肉などに多く含まれる。

葉酸《ようさん》は、赤血球をつくるうえで不可欠なビタミンで「造血のビタミン」とも呼ばれている。また、遺伝情報を司《つかさど》るDNA、RNAをつくるためにも不可欠で、不足すると細胞の分裂、増殖がうまくおこなわれなくなり、胎児の先天性疾患のリスクが高まる。葉酸は胎児、幼児の発育に大きくかかわっているので、妊娠中、授乳中は意識的に摂ることが重要。妊婦の場合は通常の2倍以上の摂取が推奨《すいしょう》されている。なお、ホウレンソウの葉っぱから発見されたので、この名がつけられた。レバー、納豆、ホウレンソウなどの緑黄色野菜などに多く含まれる。

ビオチンは髪や皮膚、粘膜の健康とかかわりの深いビタミン。不足すると肌荒れ、抜け毛、髪が白くなるなどの症状が出る。疲労物質である乳酸のリサイクル利用にも関与しているので、ビオチンが不足すると、疲労感や筋肉痛が出やすくなる。また、アミノ酸の代謝過程ではブドウ糖の合成を促す補酵素として働いている。レバー、イワシ、シイタケやマイタケなどのキノコ類、ピーナッツなどのナッツ類に多く含まれるほか、幅広い食品に含まれている。

ミネラルは、ビタミンと何が違う？

ミネラルは鉱物、無機物などとも訳されるが、栄養学ではカルシウム、リン、ナトリウムなど、生命活動に必須の栄養素を指す。人間の体の96%は酸素、炭素、水素、窒素の4元素で構成されているが、残りの4%はミネラルである。

自然界には100以上の元素が存在するが、生命活動に不可欠なミネラルは16種類あり、これらを必須ミネラルという。列挙すると、カルシウム、リン、カリウム、イオウ、ナトリウム、塩素、マグネシウム、鉄、亜鉛、銅、ヨウ素、セレン、マンガン、モリブデン、クロム、コバルトである。

ミネラルはビタミンと同様に体の機能の維持、調節に欠くことのできない栄養素で、五大栄養素のひとつとされている。わずかな量で重要な働きをするところもビタミンと同じで、ミネラルも微量栄養素と呼ばれている。

ビタミンと異なる点は、ビタミンは元素が組み合わさってできる有機化合物だが、**ミネラルは単一元素からなる栄養素**であること、ビタミンが潤滑油《じゅんかつゆ》として働くのに対して、**ミネラルは歯などの構成物質になる**などがある。

ミネラルは体内では合成されないので、食べ物から摂取することになるが、それぞれのミネラルの必要量については、厚生労働省が発表している「食事摂取基準」が参考になる。具体的な数字が知りたい人は厚労省のHPなどで確認するといい。

ミネラルが不足すると体にさまざまな不調があらわれる。また、摂り過ぎると過

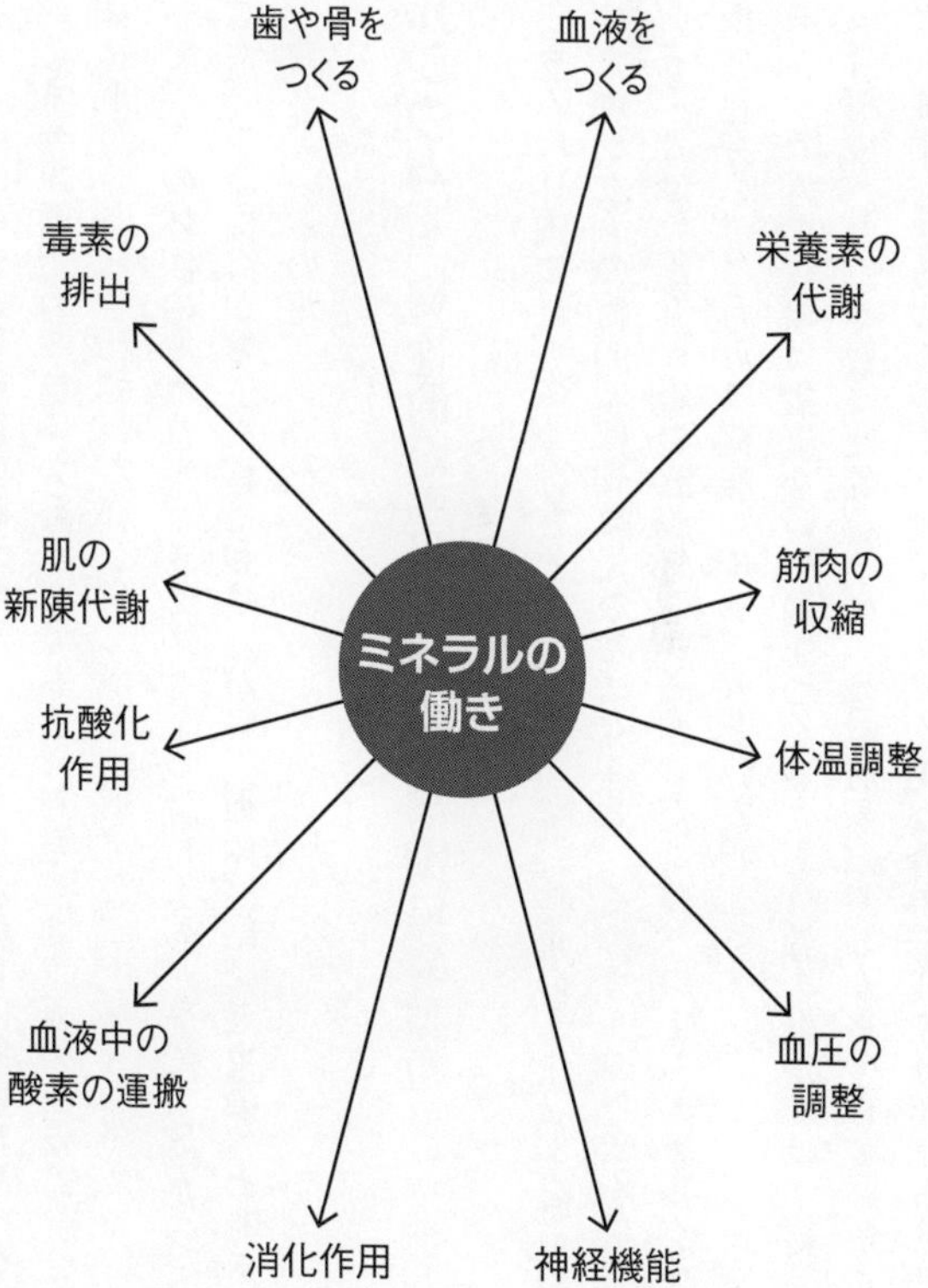
ミネラルの働き
歯や骨をつくる
血液をつくる
栄養素の代謝
筋肉の収縮
体温調整
血圧の調整
神経機能
消化作用
血液中の酸素の運搬
抗酸化作用
肌の新陳代謝
毒素の排出

剰症になる。要はバランスが重要なのだが、ミネラルは相互に連携しながら作用するので、ミネラル同士のバランスも重要である。たとえば、カルシウムとマグネシウムは2対1がいいとされている。

ところで、人の体液のミネラルバランスとよく似たものがある。海水のミネラルバランスだ。生命は海から生まれたわけだが、人の体液には太古の昔のミネラルバランスが残っているのだ。

カルシウム――慢性的な不足は、日本人の国民的課題

カルシウムは体内に最も多く存在するミネラルで、体重の1〜2%を占める。体内のカルシウムの約99%は骨や歯などに存在し、このカルシウムを貯蔵カルシウムという。骨はカルシウムの貯蔵庫というわけだ。残りの1%のカルシウムは血液や筋肉に存在し、こちらは機能カルシウムという。

貯蔵カルシウムの仕事は**丈夫な骨や歯をつくる**こと。骨のなかでは、新しい骨をつくる「骨形成」と古くなった骨を壊す「骨吸収」がくりかえされているが、この活発な骨代謝に貯蔵カルシウムが利用され、丈夫な骨の形成をサポートしている。

一方、機能カルシウムの活動は多岐《たき》にわたる。機能カルシウムは血液によって体の各部位に運ばれ、**細胞の機能調整をはじめ、筋肉縮小や血液凝固、血圧上昇の防止、神経の興奮の抑制**などにかかわっている。

カルシウムが不足すると骨量が減少し、骨折、骨粗鬆症《こつそしょうしょう》を起こしやすくなることは皆さんもよくご存じだろう。とくに閉経《へいけい》後の女性はホルモンの影響で骨量が減少しやすくなるので、意識的に摂ったほうがいい。慢性的な不足が続くと肩こり、腰痛、イライラなどの症状が出る。

食べ物があふれている日本では、栄養不足よりも栄養過多のほうが問題なのだが、カルシウムに関してはそうではなく、**日本人は慢性的にカルシウム不足の状態**といえる。厚労省の定めた基準に達している人は非常に少ない。

これには日本の水が軟水であるなど、さまざまな原因や背景があるのだが、いずれにしても、日本人のカルシウム不足は深刻である。

カルシウムの吸収力は年齢とともに低下するので、若いうちにたくさん摂り、貯蔵しておくことが重要である。

カルシウムを多く含むのは、牛乳、プロセスチーズ、ヨーグルト、干しエビ、ワカサギ、煮干し、水菜、菜の花、モロヘイヤ、生揚げ、ヒジキなど。カルシウムの吸収力は食品によって大きく変わり、牛乳などの乳製品は約50％、小魚は約30％、青菜は約18％。最も効率がいいのは牛乳で、一日２００㎖を飲めば厚労省の基準に達する。

リン――カルシウムとともに骨や歯の成分となる

リンは、カルシウムの次に体内に多く含まれているミネラルで、体重の約１％を占める。体内に入ったリンの約85％はカルシウムと結合して**リン酸カルシウムをつくり、骨や歯の主成分**となる。残りの約15％はタンパク質や脂質と結合して、リンタンパク質、リン脂質として**細胞膜や核酸《かくさん》の構成成分**となる。

リンはエネルギーを発生する物質であるＡＴＰ（アデノシン三リン酸）の構成成分でもあり、糖質、脂質、タンパク質の代謝に関与し、エネルギー代謝の促進とエネルギーの貯蔵に重要な役割を果たしている。

リンは骨の形成にかかわるミネラルなので、リンが不足すると骨軟化症の症状があらわれ、子供の場合は発育不全が起きる。また、新陳代謝が低下して、筋肉が弱り、疲労感も出やすくなる。

しかし、通常の食事を摂っている限り、リンが不足することはまずない。リンで問題になっているのは欠乏症ではなく過剰摂取である。

リンはスナック菓子やインスタント食品に使われている食品添加物に多く含まれているので、これらの食品をよく食べている人は、過剰摂取になっている可能性がある。

また、カルシウムとのバランスも重要だ。リンとカルシウムは血液中でバランスを保ちながら存在している。リンを摂り過ぎると血液中のリン濃度が上昇し、バランスが崩れてしまう。するとバランスを回復しようと骨のなかにあるカルシウムが血液中に放出されるのだ。

その結果、骨のカルシウム量は減少し、骨は弱くなる。骨粗鬆症の人は症状が悪化し、肝機能障害の人はさらに肝臓の機能が低下する。

リンを多く含む食品としては、カタクチイワシ、タタミイワシ、イワシの丸干し、ワカサギ、シシャモ、ドジョウ、スルメ、桜エビ、プロセスチーズ、ヨーグルト、牛乳、そら豆、高野《こうや》豆腐、大豆、カボチャなどがある。

ただし、肝臓の悪い人や骨粗鬆症の人は、これらはあまり摂り過ぎないように。

マグネシウム――300以上の仕事をこなすマルチプレイヤー

マグネシウムの体内量は、カルシウムやリンと比べるとごくわずか。成人の場合、体内に存在するマグネシウムは20〜25g程度でしかない。しかし、体内での役割は大きく、その活動は多岐にわたる。マグネシウムがかかわっている酵素はじつに300種類以上になる。

マグネシウムはそれら多くの酵素と連携して、**エネルギーの産生、タンパク質の合成、神経伝達、筋肉収縮、体温調整、血圧調整などをおこなう。**また、**新陳代謝を促したり、血管を広げて血圧を下げたり、神経の興奮を抑える**などの働きもしている。

マグネシウムはこのように守備範囲の広いミネラルだが、心臓の健康を保つうえで、とくに重要な働きをしている。マグネシウムが不足すると不整脈などが起きたり、狭心症《きょうしんしょう》、心筋梗塞、虚血性心疾患《きょけつせいしんしっかん》などのリスクも高まる。

マグネシウムは緑黄色野菜や海藻類、ナッツ類、玄米などに多く含まれている。

通常の食事をしている限り、不足することはないが、アルコールを大量に飲むとマグネシウムは尿と一緒に排泄《はいせつ》されてしまう。ついつい飲み過ぎてしまう、という人は、緑黄色野菜、海藻、ナッツなどをつまみにするといいだろう。

マグネシウムを摂るときはカルシウムとのバランスも重要で、マグネシウムとカルシウムの摂取バランスは1対2がいい。カルシウム過剰の状態になると、筋肉の収縮がうまくいかなくなり、筋肉痛やけいれん、ふるえなどの症状が出る。また、抑うつ症、不安感、妄想《もうそう》、錯乱《さくらん》などの精神症状、神経過敏症、筋肉の付随的なふるえ、筋肉のけいれんなどの神経症状が出ることもある。

逆にマグネシウムを過剰摂取すると下痢になる。ちなみに、下剤の原料はマグネシウムである。

ナトリウム──摂り過ぎの人が多く、生活習慣病の原因に

ナトリウムは、カリウムと相互に作用しながら体内の水分量やミネラルバランスを調整している。

体液には細胞の外にある細胞外液と、細胞のなかにある細胞内液の2種類があり、ナトリウムはなかから外へ汲み取られ、カリウムは外からなかへ取り込まれる。こ

のしくみをナトリウム・カリウムポンプと呼び、このポンプの働きによって細胞内外のバランスは保たれている。細胞外液の浸透圧《しんとうあつ》や、酸やアルカリのバランスも、このしくみによって維持されている。

また、ナトリウムは**神経の伝達や心臓や筋肉の収縮などもカリウムと連携しておこなっている。**さらに、**胃酸や腸の消化液の分泌を促したり、アミノ酸の吸収を促したりもしている。**

体の正常な機能維持に欠かせないミネラルのひとつだが、その一方、ナトリウムを過剰に摂ると生活習慣病の原因にもなる。日本では、ナトリウムの過剰摂取が慢性化している人が多いのである。

ナトリウムは食塩として食事から摂取するが、生活習慣病予防の観点から目標摂取量は食塩換算量で一日当たり6g以下が理想とされている。ところが、現実は12gから15g。日本人の食事には塩分が多く、これが高血圧、胃潰瘍《いかいよう》、動脈硬化などの大きな要因になっていると考えられる。

ナトリウムの慢性的な過剰摂取という事態を、じつは人体は想定していない。摂取量が多ければ尿と一緒に排泄し、少なければ排泄量を抑えるというしくみになっているからだ。しかし、慢性的な過剰摂取の状態が続けば、このシステムは機能しなくなってしまう。

インスタントラーメンやカップ麺、干しうどん、塩イワシ、梅干し、さきいか、辛子明太子、カレールウ、魚・獣肉の加工食品などには多くのナトリウムが含まれているので、食べ過ぎには注意したい。

現代の食事でナトリウムが不足することはまずないが、多量に汗をかいたときや利尿剤を使ったときなどは欠乏症になることがあり、下痢、嘔吐《おうと》、発汗、副腎機能の低下、倦怠感、食欲不振などの症状が出る。

カリウム——ナトリウムのバランスを保ち、生活習慣病を予防

カリウムはナトリウムと連携することで大きな役割を果たしているミネラル。カリウムにとってナトリウムはいいパートナーであり、生活習慣病の予防にも両者の関係は役立っている。

日本ではナトリウム（塩分）の過剰摂取が問題視され、それが生活習慣病の温床《おんしょう》になっているが、**カリウムには余分なナトリウムを排泄し、血圧を下げる働きがある**。

つまり、カリウムをしっかり摂ることが、生活習慣病の予防につながるのだ。

とはいえ、これは簡単なことではない。というのは、カリウムは不足しやすいミネラルといわれていて、じゅうぶんな量を摂り続けるのが難しいからだ。

カリウムを多く含む食品としては大豆、インゲン豆、サトイモ、ヤマトイモ、サツマイモ、刻み昆布、おぼろ昆布、利尻《りしり》昆布、干しヒジキ、干しずいき、板ワカメ、いわのり、など。そのほか野菜類にも広く含まれている。

それでも不足しやすいのは、熱に弱く、料理の過程で消失してしまうからである。たとえば、煮たりゆでたりすると30％が消失する。また、アルコールや甘いものもカリウムを減らす原因となり、お茶やコーヒーなどを多く飲むと尿と一緒に排泄されてしまう。強いストレスを受けたときもカリウムは減少する。ナトリウムは減らすのが難しいミネラルだが、カリウムは増やすのが難しいのである。

カリウムが不足すると全身の筋肉に力が入らなくなり、無気力、食欲不振、夏バテなどになりやすくなる。また、ナトリウムが排泄されなくなるので、不整脈、心不全、心筋梗塞などのリスクが高まる。

カリウムの場合、過剰症の心配はまずないが、肝臓に障害がある人がカリウムを摂り過ぎると高カリウム血症になることがある。

鉄――不足すると全身が酸欠状態になる

鉄は体内に取り込まれると骨髄《こつずい》で**赤血球に合成される**。そして、酸素分子と結合する性質をもつヘモグロビンとなり、**酸素を体の各器官に運ぶ仕事をする**。また、ミオグロビンとなって**筋肉内に酸素を貯蔵する仕事をするものもある**。

体内には3～4gの鉄が存在するが、全体の約70％は前述の仕事をこなしている。これらの鉄を機能鉄という。残りの30％は貯蔵鉄といい、肝臓、脾臓《ひぞう》、骨髄などに蓄えられ、機能鉄が足りなくなったときに利用される。

また、約0・3％の鉄は酵素の構成成分となり、エネルギー産生、肝臓での解毒、活性酸素の除去、免疫機能の活性化などに寄与する。

鉄は全身に酸素を運ぶ運搬役なので、機能鉄が不足し、貯蔵鉄も底をつくと体は酸欠状態になり、頭痛、動悸《どうき》、息切れ、食欲不振、倦怠感など、鉄欠乏性貧血の症状が出る。

女性は月経により定期的に鉄分を失うので男性よりも鉄不足になりやすく、とくにダイエット中の女性の3分の1は潜在性鉄欠乏だといわれている。女性は積極的に鉄を摂取する必要がある。

鉄はレバー、カツオ、アサリ、シジミ、小松菜、ホウレンソウ、ヒジキ、アーモンド、納豆などに多く含まれている。

鉄には肉、魚など動物性食品に含まれているヘム鉄と、植物性食品に含まれる非ヘム鉄の2種類があるのだが、ヘム鉄のほうが吸収力が高い。だから、ヘム鉄を摂るほうが効率的である。また、非ヘム鉄を摂る場合は、ビタミンCと一緒に摂るといい。ビタミンCを一緒に摂ると非ヘム鉄はヘム鉄に変わるのだ。

なお、肉料理には赤ワインがよく合うが、赤ワインに含まれるタンニンは鉄の吸収を阻害する。だから、鉄の摂取という点では赤ワインはおすすめできない。

銅――鉄の働きとかかわるが、銅の過剰摂取にご用心

銅は鉄と関係の深いミネラルである。鉄のおもな仕事はヘモグロビンとなって酸素を全身に運ぶことだが、銅は鉄を運び、ヘモグロビンの合成をサポートしている。

また、活性酸素を除去する酵素スーパーオキシドジスムターゼ、血管や骨を強化するコラーゲン、エラスチン、そして、髪や肌の色素成分であるメラニン色素など

の合成にも銅は大きな役割を果たしている。

鉄が不足すると、酸素が全身にいきわたらなくなり、鉄欠乏性貧血となるが、銅が不足するとヘモグロビンの生成ができなくなるので、体は酸欠状態になり、貧血の症状が出る。

ただ、銅不足の場合は、鉄欠乏性貧血の症状だけでなく、髪や皮膚の色が抜けたり、髪が縮れるなど、髪や皮膚にかかわる異常もあらわれる。

また、白血球の減少や骨の異常がみられたり、子供の場合は成長障害を起こすこともある。ちなみに、難病に指定されているメンケス病は、先天的な銅の代謝異常による銅の欠乏症である。

銅を多く含む食品としては、ホタルイカ、牛レバー、ココア、カシューナッツ、きなこ、牡蠣《かき》、ワタリガニ、納豆などがある。

通常の食事を摂っていれば、銅は不足することも摂り過ぎることもないが、銅鍋などの銅製の調理器具を使っている人は注意したほうがいいかもしれない。料理のなかに銅が溶け出し、知らず知らずのうちに体内に入り、過剰摂取してしまうこともある。

なお、難病に指定されているウイルソン病は、体内に銅が蓄積することにより、脳、肝臓、腎臓、眼などが冒《おか》される病気である。

亜鉛――味覚をはじめ、さまざまな働きにかかわる

ミネラルには欠乏症が問題になるものと、過剰症が問題になるものの両方があるが、亜鉛は前者の代表といえる。男女ともに不足気味という報告もあり、とくに30代は不足が顕著である。

亜鉛が不足すると、体の機能が低下してさまざまな症状があらわれるが、代表的なものは**味覚障害**で、食事の味がわからなくなるという病気である。味は、舌の表面にある味蕾《みらい》という部分で感じ取っているが、亜鉛が不足すると味蕾の新陳代謝が正常におこなわれなくなり、味覚に異常が起きるのだ。

それ以外にも、**抜け毛や肌のトラブル、記憶力や学習能力の低下、男性の場合は性機能が低下**することもある。**高齢者の場合は、免疫力が低下して**病気にかかりやすくなり、老化が進む。また、**貧血、うつ状態**なども亜鉛不足が原因であることが多い。

亜鉛が関係している酵素は200以上あるとされるので、亜鉛不足の影響もさま

ざまなところにあらわれるのだ。

亜鉛を多く含む食品としては、牡蠣《かき》、タラバガニ、ズワイガニ、ウナギの蒲焼き、牛肉、豚レバー、鶏もも肉、ゆでタケノコ、納豆、小麦胚芽などがある。亜鉛不足が心配な人はこれらを積極的に摂ることが大切だが、亜鉛不足を改善するには食生活を根本的にみなおすことも必要である。

まずは、インスタント食品などの加工食品を控えることだ。加工食品の添加物には亜鉛の吸収を妨げるものが多いので、牡蠣や牛肉を食べても、加工食品を多く食べているのでは亜鉛不足は改善されない。また、アルコールを摂り過ぎると亜鉛の排泄量は増加するので、お酒も控えめに。

ヨウ素——不足しても摂りすぎても甲状腺によくない

ヨウ素は海藻類などに含まれるミネラルで、体内に取り込まれると**甲状腺《こうじょうせん》ホルモンの主成分**となる。

甲状腺ホルモンは、全身の基礎代謝を促進したり、酸素の消費量を増やしたり、髪や肌の健康を保つなどの働きをしているのだが、成長ホルモンの分泌にもかかわり、成長期の子供を支えている。

福島県では原発事故以来、子供の健康との関係で甲状腺が話題になることが多いが、甲状腺はとくに子供と関係が深い器官なのである。

ヨウ素が不足すると甲状腺の機能は低下し、まずは疲労感、倦怠感、体温や体力の低下などの症状が出る。そして、事態が改善しないと甲状腺の一部または全体が腫れ上がる甲状腺腫《しゅ》になったり、甲状腺機能低下症になるなど深刻な事態となる。妊娠中の女性の場合は深刻で、流産、死産を招くことがあり、また、生まれた子供に障害が起きる場合もある。子供の場合は成長障害が起きる。

ヨウ素を多く含んでいるのは昆布、ワカメ、海苔《のり》などの海藻類。また、スケトウダラ、カツオ、ブリ、牡蠣などの魚介類のほか、肉、生乳、豆、卵などにも微量ながら含まれている。

世界的にはヨウ素は不足しがちなミネラルとされている。ヨウ素が不足しがちになるのは手に入りづらいからだ。日本では昆布やワカメといった海藻類は手軽に手に入るが、中国の内陸部などでは昆布やワカメはクスリとして扱われている。ヨウ素は貴重品であり、高級品なのだ。それで不足してしまうわけだが、そういう意味では日本で生活をしている限り、ヨウ素不足になる心配はほとんどない。むしろ、過剰症になる可能性のほうが高い。

ヨウ素の過剰症になると、影響はやはり甲状腺にあらわれる。ヨウ素は不足しても、摂り過ぎても甲状腺の機能低下をもたらすのだ。

ほかにもあるミネラルの種類と働き

代表的なミネラルの働きをみてきたが、そのほかの必須ミネラルについても紹介しよう。
イオウは毛髪や爪のタンパク質に多く含まれているミネラルで、強い皮膚、艶《つや》のある髪、健康的な爪などをつくる働きをする。また、有害なミネラルの蓄積を防ぎ、細菌感染に対する抵抗力を高める作用もある。
塩素は漂白剤や水道水の消毒に使われる成分として知られているが、人体では胃のなかで食物の殺菌などをする働きをもつ。また、タンパク質の消化に働く酵素の活性化や、体液のペーハーバランスをとる酸塩基平衡《さんえんきへいこう》や浸透圧《しんとうあつ》の調節にも寄与している。
セレンは抗酸化作用のある酵素の成分として、体内で生成した過酸化物質の分解をおこなっている。また、甲状腺ホルモンの活性化にも寄与し、体内のヒ素やカドミウムの毒性を低減させる働きもする。

マンガンは子供の骨や関節を丈夫にするミネラル。性ホルモンの分泌とも関係があり、不足すると性ホルモンの合成能力が低下し、妊娠能力も低下する。そのため、愛情ミネラルとも呼ばれている。

モリブデンは肝臓、腎臓、副腎などに存在するミネラル。体内で不要になった成分は分解され、最終老廃物である尿酸として体外に排泄されるが、モリブデンはその過程にかかわっている。

クロムは糖質や脂質の代謝にかかわるミネラル。インスリンの働きを助け、糖質の代謝を活発にし、糖尿病を予防する。また、脂質の代謝も活発にし、血液中のコレステロールや中性脂肪の上昇を抑えている。

コバルトはビタミンB_{12}に含まれているミネラルで、貧血を防ぎ、神経を正常に保つ働きをする。

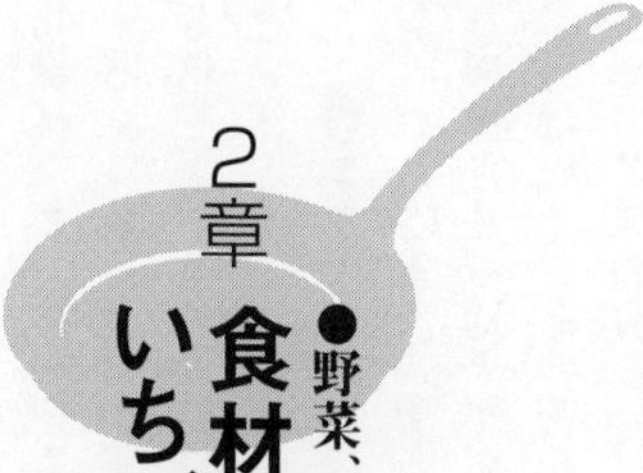

●野菜、肉、魚、主食をどう活かすか…

2章 食材の健康成分をいちばん上手に摂るコツ

栄養豊富なゴーヤの苦みを見分ける方法

沖縄ブームとともに人気が高まっているゴーヤ（にがうり）。人気の秘密は、ビタミンA（カロテン）、ビタミンB_1、ビタミンCなどのビタミン類やカリウム、食物繊維など、**体を守る栄養素が多く含まれているから**だ。

とくに豊富なのが、100g当たり76mgを誇るビタミンC。これはレモンの約1・5倍、トマトの5倍以上にあたり、日焼けや肌荒れが気になる夏にぴったりの野菜といえる。

そのゴーヤ、最大の特徴が独特の苦味だが、苦味のもとはゴーヤからはじめて発見された「モモルデシン」という栄養成分。胃を刺激して胃液の分泌を促し、食欲を増進させる効果がある。

とはいえ、あの苦味だけはちょっと……という人も多いのではないだろうか。そこで、苦味の少ないゴーヤの選び方を紹介しよう。どれが苦いゴーヤか見分けるポイントは、「緑色の濃さ」と「イボの大きさ」だ。

店頭のゴーヤには、さまざまな色・形をしたものが並んでいるが、このなかで緑色が濃く、表面のイボイボが小さいものは苦味が強いとみていい。

それに対して、薄いグリーンでイボが大きいものは苦味が少なく、食べやすくなっている。

緑色が濃く、イボが小さいゴーヤは、成熟前のゴーヤ。子孫を残すために強烈な苦味を出して身を守っている。成熟するにしたがって皮のグリーンが徐々に薄くなっていき、完熟すると黄色に変化する。

ゴーヤに含まれるカロテンは、**疲労回復に効果的**な栄養素で、油と一緒に摂ることで吸収率がぐんとアップする。沖縄料理の大定番「ゴーヤーチャンプルー」は、理にかなった調理法なのである。

普通のトマトとミニトマトの栄養成分の違いは?

普通のトマトとミニトマト、サイズ以外に違いがあるのだろうか。ミニトマトをかじったとき、皮がプチッと弾《はじ》けて中身が飛び出してきた……という経験があるだろう。

普通のトマトは皮が薄く、柔らかいが、ミニトマトは皮が厚く、固いという特徴

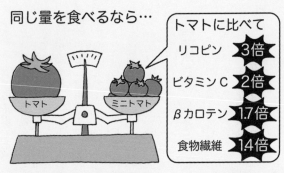

同じ量でより多く栄養を摂るならミニトマトがおススメ

がある。じつはこの違いが、栄養成分の違いを生んでいる。

普通のトマトは、皮が柔らかいため、完熟した状態では収穫することができない。

一方、皮が固いミニトマトは完熟の状態で収穫できるので、普通のトマトより、栄養が多く含まれている。

『日本食品標準成分表』（2015年）によると、抗酸化作用をもつ健康成分「リコピン」は、通常のトマトに比べて約3倍、ビタミンCは約2倍、β《ベータ》カロテンは約1・7倍、食物繊維は約1・4倍も多く含まれている。

最近のミニトマトは、フルーツ並みに糖度の高いものも多く、小さい子供も食べやすい。**同じ量を食べてより多く栄養を摂りたいなら、普通のトマトより、ミニトマトがおすすめだ。**

ミニトマトといえば、弁当の色どりやサラダに入れて生で食べることが多い。しかし、リコピンは加熱調理したほうが効率よく体内に吸収される。

ミニトマトのなかのリコピンは、細胞壁《へき》に囲まれて存在しているため、加熱することで細胞壁がやわらかくなり、リコピンがより多く外に出てくるからだ。生で食べた場合と、加熱調理した場合を比べると、**加熱したほうが約3倍もリコピンを吸収しやすくなる**というデータもある。

せっかく食べるなら、栄養だけでなく味にもこだわりたい。甘くておいしいミニトマトを見分けるポイントは「ヘタ」。ヘタは、鮮度をあらわすバロメーターで、ミニトマトのヘタがピンと立っているものは鮮度のよい証拠。

収穫して時間が経つとヘタがしおれてくるが、果肉は熟成が進んで糖分がつくられる。したがって、食べ頃の甘いミニトマトを買うときは、ヘタがしおれているものを選ぼう。

まだ甘味が足りないようなら、常温に置いて追熟《ついじゅく》するといい。風通しのよい場所に2〜3日置いておくと、ヘタがしおれて甘味が増す。

パプリカとピーマン、栄養はどっちが多い？

ピーマンよりも肉厚で大型（100g以上）、色のバリエーションが豊富なパプリカは、ピーマンと同じ「ナス科トウガラシ属」に分類される野菜。両者とも、大ざっぱにいえば〝辛《から》くない大粒の唐辛子《とうがらし》〟のひとつだが、ピーマンが完熟し、緑から赤色に変化した「カラーピーマン」とパプリカとでは種類が異なる。

ピーマンは、未熟なうちに収穫されたもので独特の苦味があり、食感はシャキシャキしている。一方、パプリカは完熟野菜で苦味がなく、さわやかな風味と甘味がある。果肉がピーマンよりも柔らかいので、生サラダなどの色どりに使われることが多い。

また、スーパーでよくみかけるパプリカは、黄色、オレンジ、赤が多いが、そのほかにも、紫、黒、白などもある。

栄養はピーマンと同様、いわゆる「ビタミンエース」（A・C・E）が含まれているが、その含有量を比較すると、**パプリカは、ビタミンCがピーマンの約2倍、カロテンではピーマンの約7倍も多く含まれている。**

豊富なカロテンの栄養をあますところなく摂取するコツは、油と一緒に食べること。ピーマンやパプリカに含まれるビタミンは、熱によって壊されにくく、カロテンは油で調理すると吸収率が高まる。素揚《すあ》げにしたり、グリルにして、オイルをかけるなどして食べるのもおすすめだ。

ちなみに、抗酸化ビタミンの代表「ビタミンC」は、パプリカから発見された成分だ。発見者はノーベル生理学・医学賞を受賞している。

栄養の宝庫・モロヘイヤのおいしい食べ方

エジプトで5000年以上も前から栽培されていたモロヘイヤ。重病になった古代エジプト王がモロヘイヤ入りのスープで回復したという伝説から命名され、「王家の野菜」という意味をもつ健康野菜だ。

名前の由来の通り、モロヘイヤはビタミンAをはじめ、B_2、C、E、K、カルシウム、銅などの**ビタミン・ミネラル類を多く含んでいる**。

とくにビタミンB_2はホウレンソウの約20倍、日本人に不足しがちなカルシウムはホウレンソウの約7倍も含まれている。

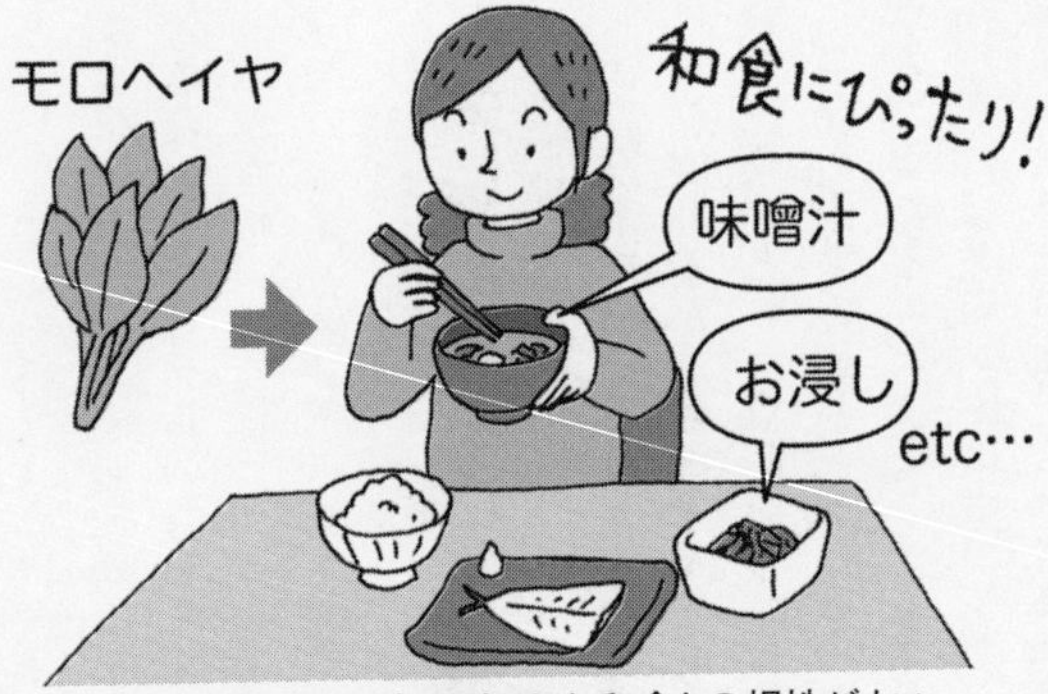
モロヘイヤ
和食にぴったり!
味噌汁
お浸し
etc…
モロヘイヤはエジプト原産だが、和食との相性がよい

また、刻むことで生じるぬめりの正体は水溶性食物繊維で、**胃腸などの消化器官や目の粘膜を保護したり、肝機能を高めたりする**働きをもつ。

以上のような健康パワーはなんとなく耳にしたことはあるが「わざわざ買ったことはない」という人も少なくないのではないだろうか。モロヘイヤが日本で栽培されはじめたのは1980年代と比較的新しいこともあり、食べたことのない人は、調理法に迷うこともあるだろう。

しかし、心配はご無用だ。モロヘイヤはクセのない味で、お浸し、味噌汁の具、カラッと揚げて天ぷらにしたり、ほかの野菜と合わせて炒め物にしてもいい。エジプト原産の野菜だが、和食との相性がバツグンにいい。

モロヘイヤをゆでたあと、包丁で叩いて刻むと、だんだんとぬめりが出てくる。このネバネバを納豆と混ぜたり、冷ややっこのトッピングにしたり、しょうゆを垂らしてご飯にのせて食べてもうまい。そこに生卵を加えれば、栄養バランスのとれた卵かけご飯になる。

鮮度が落ちると固くなるので、栄養を損ねずに食べるには、新鮮なうちに調理するのがポイントだ。

羊肉にダイエット効果があるといわれる理由

羊は、成長の度合いによって名称が変わる。永久歯のない生後12か月未満の羊を「ラム」、これを過ぎたものは「マトン」と呼ばれ、区別されている。

鶏や豚、牛肉に比べれば、まだそれほど身近とはいえず、独特の臭いやクセが苦手という人もいるだろう。

しかし近年では、栄養価の高さやヘルシーさで注目が集まり、ダイエット中のタンパク質の補給に適しているという。だからといって、羊肉のカロリーがほかの食肉に比べて少ないわけではない。

羊肉のカロリーは、ラムの脂身つきロース（可食部／100g）で227kcal。それに対して、豚肉の脂身つきロースは253㎉。鶏肉の場合は、皮つきもも肉100g当たり200㎉で、数字だけみれば豚肉とカロリーはさほど変わらない。

そんな羊肉がダイエットに向くといわれる理由は、いくつかある。

ひとつは、羊の脂肪は融点《ゆうてん》が44℃（ラム肉の場合）と高く、体内で吸収されにくいことだ。ほかの肉と比べると、牛肉の融点は40℃、鶏肉30℃、豚肉28℃となっている。融点が人の体温より高い羊肉の脂肪は、体内に入っても溶けにくいのである。

もうひとつ、**脂肪の燃焼をサポートするL-カルニチンが牛や豚に比べて3～10倍も多く含まれ**、羊肉でもマトンにより多く含まれている。これが、ダイエットに向くといわれる最大の理由だ。

L-カルニチンは動物性たんぱく質に含まれているアミノ酸の一種で、細胞内の脂肪を燃やす働きがある。内臓脂肪や皮下脂肪の蓄積を防ぎ、生活習慣病の予防にもつながるというわけだ。

また、鉄分、亜鉛、カルシウムなどのミネラルをはじめ、不足すると貧血の原因となるビタミンB_{12}、疲労回復ビタミンであるB_1、美肌を育むビタミンB_2など、ビタミン・ミネラル類もバランスよく含まれている。

もちろん、羊肉だけですべての栄養がまかなえるわけではない。ジンギスカンやラムチョップを食べるときは、野菜もたっぷり摂ろう。

玉レタス、サニーレタス、サンチュ…の栄養はどう違う？

ビタミンC、E、カロテン、カリウム、カルシウム、鉄、亜鉛などを含むレタス。全体の95％を水分が占め、あまり栄養のない野菜にみえるが、さまざまな品種があり、なかには栄養価の高いレタスもある。

レタスは、結球《けっきゅう》レタス、リーフレタス（葉レタス）、茎レタス、立ちレタスの4つに分類される。結球レタスの代表は、スーパーでよくみかける玉レタス。ボールのような丸い形状になるのが特徴で、少し巻きがゆるいサラダ菜もこの仲間。玉レタスは淡色《たんしょく》野菜だが、サラダ菜は緑黄色野菜に分類され、サラダ菜のほうがビタミンA（βカロテン）、ビタミンE、鉄分を多く含んでいる。

葉先が濃い紅色をしたサニーレタスは、葉が開いて成長するリーフレタス（葉レタス）の一種。フリルレタス、グリーンカールなどもリーフレタスの仲間に入る。

比較的栄養価が高く、**玉レタスと比べた場合では、サニーレタスのほうがカリウムは約2倍、カルシウムは約3倍、βカロテンは約8倍、ビタミンCは約3倍も含**

レタスの種類

結球レタス

玉レタス

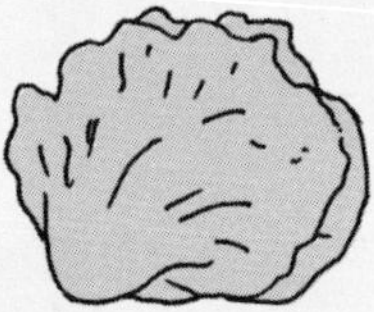

サラダ菜はビタミンA、E、鉄分を多く含む

リーフレタス（葉レタス）

サニーレタス

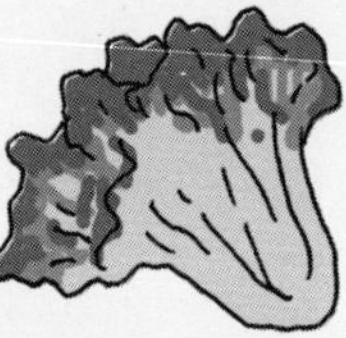

フリルレタス、グリーンカールなど。比較的、栄養価が高い

茎レタス

サンチュ

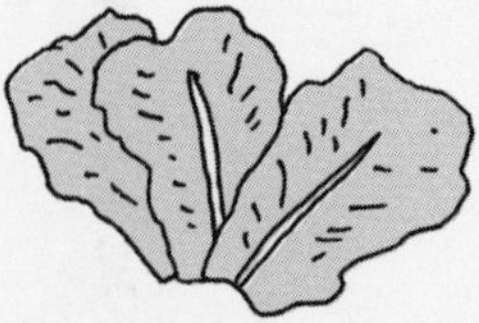

ビタミンA、Kを多く含む

立ちレタス

ロメインレタス

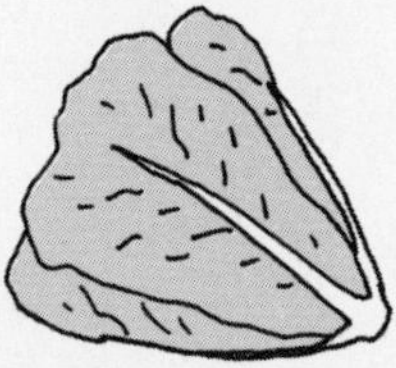

葉が肉厚で加熱調理にも向く

まれている。

茎レタスは「セルタス」「ステムレタス」とも呼ばれる不結球レタスで、若い葉と太い茎を食べる。焼肉に欠かせないサンチュも茎レタスの仲間で、βカロテンのほか、ビタミンKを多く含む。

立ちレタスの代表は、シーザーサラダに使われる「ロメインレタス（コスレタス）」で、縦に長く成長するレタス。葉が肉厚でしっかりしているので、ゆでてお浸しにしたり、炒め物に加えるなど加熱調理にも向く。

ところで、レタスの茎を切ると、白い乳状の液体「サポニン様物質」がしみだしてくるが、この液体に含まれる「ラクツカリウム」には、**リラックス効果**があるとされる。サポニン様物質には食欲増進や、肝臓・腎臓の機能を高める働きもある。

ストレスで食欲がないときは、レタスをもりもり食べてリラックスしてみてはいかがだろう?

「魚の干物は体によくない」という説は本当か?

健康食というイメージが定着している和食。とりわけ日本人が好んで食べてきた魚に健康パワーがあることが知られているが、日本の朝ご飯の定番である魚の干物が、じつは体に悪いといわれるようになっている。

魚に含まれるDHAやEPAは、健康効果が高いことで知られる成分であり、生魚と比べて保存性も高い干物。その干物の何が体に毒なのだろうか？

それは、干物をつくる過程で**魚の油（脂）が酸化し、「過酸化脂質《かさんかししつ》」に変化してしまう**ことだ。この過酸化脂質には、動脈硬化を加速させたり、がんの発生リスクを高めるといわれている。

魚の開き干しは、天日《てんぴ》干しする方法のほか、室内で水分を蒸発させて乾燥させる方法があるが、とくに日光に当てて乾燥させた干物は、紫外線にさらされるため酸化しやすい。

それに加え、魚の干物に含まれる塩分量にも問題がある。保存食として発達した干物は、保存性を高めるために塩水に漬けたあとに乾燥させる。そのため、刺し身や焼き魚より、どうしても塩分摂取量が多くなってしまうのだ。

実際、生魚と干物を比較した場合、生のアジ100g当たりの塩分含有量は0・3gだが、アジの干物には2gも含まれている。塩分の摂り過ぎは高血圧につながるだけでなく、ナトリウムが排出されるさい、腎臓にも負担をかけることになってしまう。

しかし、魚の干物は干すことでうま味成分が増えるし、生魚に比べて食中毒のリスクも少ない。

油の酸化という欠点にしても、一年中、毎食干物だけを食べ続ける人はいないだろう。健康によいといわれる魚にも、「干物にはリスクがある」と意識しながら、バランスよく食べれば問題はない。

キュウリはあまり栄養素がないって本当？

キュウリは95％以上が水分。そのため、キュウリはほとんど栄養のない野菜と思われているが、ビタミン、ミネラルなど健康維持、病気予防に欠かせない成分も含まれている。

そのひとつが、**利尿《りにょう》作用を高め、塩分の排泄《はいせつ》を促してくれるカリウム**。キュウリにはカリウムが豊富に含まれており、むくみの改善や高血圧、脳卒中の予防などに効果がある。

一方、キュウリの青臭さの成分**「ピラジン」**には、**血が固まるのを防ぐ作用があ**

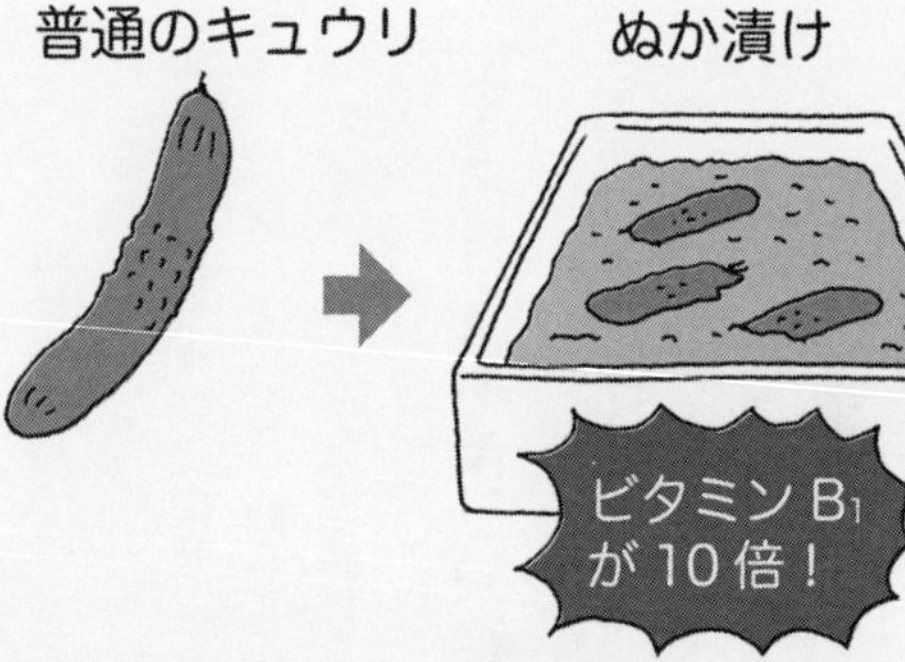

ビタミンB_1を補給するためにキュウリを糠漬けにするのもおすすめ

るので、脳梗塞《のうこうそく》や心筋《しんきん》梗塞の予防にも効果があるといわれている。

皮膚や毛髪の健康に不可欠なケイ素も多く含むことから、脱毛の予防、ほてった体を冷やす作用、日焼け、やけどにも効果的である。

ヘタに近い部分に含まれる苦味成分の**ククルビタシンCには、抗がん作用**がある。普通、この部分は切り捨ててしまうが、大事な栄養素が含まれているので上手に利用したい。

キュウリは生で食べるのが普通だが、夏は糠漬けにするのがおすすめ。一日漬けるだけで、ビタミンB_1は約10倍にもアップし、夏バテ対策になる。

キュウリを選ぶときは、表面に白い粉が吹いているもの、イボがチクチクするもの、全体の色が均一なものがいい。

スプラウトを食べるとガン予防ができる?

スプラウトとは発芽直後の植物の新芽である発芽野菜のこと。スプラウトの歴史は古く、中国では5000年前から栽培されていたといわれ、イギリスではヴィクトリア朝時代にスプラウトが大ブームになったという。カイワレ大根もスプラウトの一種だが、これは平安時代の日本で生まれたものである。

スプラウトは植物が成長する前の状態のものだが、種子や親野菜よりも多くの栄養を含んでいる。たとえば、中華料理で使う豆苗《トーミョウ》は、エンドウ豆のスプラウトだが、種子の状態と比べると、カロテンは31倍、ビタミンEは16倍、ビタミンKは13倍、葉酸は5倍に増加している。

このように栄養価が高いことから、「天然のサプリメント」とも呼ばれていスプラウトだが、健康食品としていま、最も注目されているのは、**がん予防効果のある化合物「スルフォラファン」を豊富に含んだブロッコリースーパースプラウト**だ。

ブロッコリースーパースプラウトは、発芽3日目のブロッコリーの新芽のこと。発芽3日目のスプラウトには、スルフォラファンが特別に多く含まれているので「スーパー」と呼ばれている。発芽1週間のブロッコリースプラウトのスルフォラファン含有量は成熟ブロッコリーの約7倍だが、ブロッコリースーパースプラウトには約20倍のスルフォラファンが含まれている。

そのほかのスプラウトで健康効果が注目されているものは、マスタードスプラウト、クレススプラウト、レッドキャベツスプラウトなどがある。

もちろん、カイワレ大根も健康効果が期待できる。辛味成分のイソチオシアネートは肝臓や消化管での解毒作用を活発にし、生活習慣病や老化の予防に役立つ。また、不眠症や時差ぼけに効果があるといわれるメラトニンや、胃もたれや胸焼けの防止に役立つ消化酵素のジアスターゼも含まれている。

スプラウトは、かさがあまりないので食材としては貧弱だが、健康効果は非常に高いのだ。

もやしと豆もやし、栄養の特徴は?

シャキシャキした歯ごたえで、炒め物やお浸し、スープや味噌汁など万能に使える「もやし」。豆類の種を発芽させ、日光を遮《さえぎ》ることで白く柔らかく育てたもので、前述のスプラウト同様、新芽を食べる野菜のこと。

もやしは、〝もやしっ子〟の語源にもなっているようにヒョロッとしているが、見かけによらず栄養価は高い。たとえば、**肥満や動脈硬化の予防に効果のあるビタミンB_2は豆のときの約3倍、食物繊維、タンパク質やカルシウム、鉄分も多く含まれている。**

ところで、一般に流通しているもやしには、「緑豆《りょくとう》もやし」「ブラックマッペもやし」「大豆もやし」の3種類あるのをご存じだろうか。これは豆の種類の違いによるもので、3つのうち流通量が最も多いのが「緑豆もやし」だ。大豆によく似た緑豆からつくられるもやしで、味にクセがなく、どんな料理にもマッチする。

ブラックマッペもやしは、黒緑豆ともケツルアズキともいわれる黒色の豆からつくられるもやしで、「黒豆もやし」とも呼ばれている。緑豆もやしよりやや細身でほのかな甘味がある。

一方、大豆もやしは、豆がついた状態で売られている「豆もやし」。韓国料理のナムルやビビンパなどでもおなじみだが、豆もやしはグルタミン酸やアスパラギン酸を豊富に含み、緑豆もやしやブラックマッペもやしに比べてうま味も強い。

また、緑豆もやしと比べると、大豆イソフラボンが豊富に含まれている。大豆イソフラボンは、女性ホルモンに似た働きをする成分で、更年期障害の予防や緩和に役立つとされる栄養素だ。

低カロリーなもやしはダイエット食としても人気だが、なかでも**豆もやしは、女性にうれしい栄養を含むヘルシー野菜**といえそうだ。

ヤマイモで精力がつくといわれる理由は?

ヤマイモは昔から「山のウナギ」と呼ばれ、精力剤として食されてきたスタミナ食品だ。その滋養強壮効果を支えているのは、デンプン分解酵素であるアミラーゼやジアスターゼである。

アミラーゼなどの酵素は消化吸収を助け、老廃物の排出を促すので、ヤマイモを食べると、ヤマイモの栄養素だけでなく、ほかの食材の栄養素も効果的に摂取できるようになり、それが滋養強壮、疲労回復につながるのである。

また、独特の粘りの成分はマンナンとたんぱく質の一種。マンナンは水溶性食物繊維の一種で、腸の調子を整える効果もある。

ヤマイモは「自生で山に生える芋」という意味で、植物学的にはヤマノイモ科ヤ

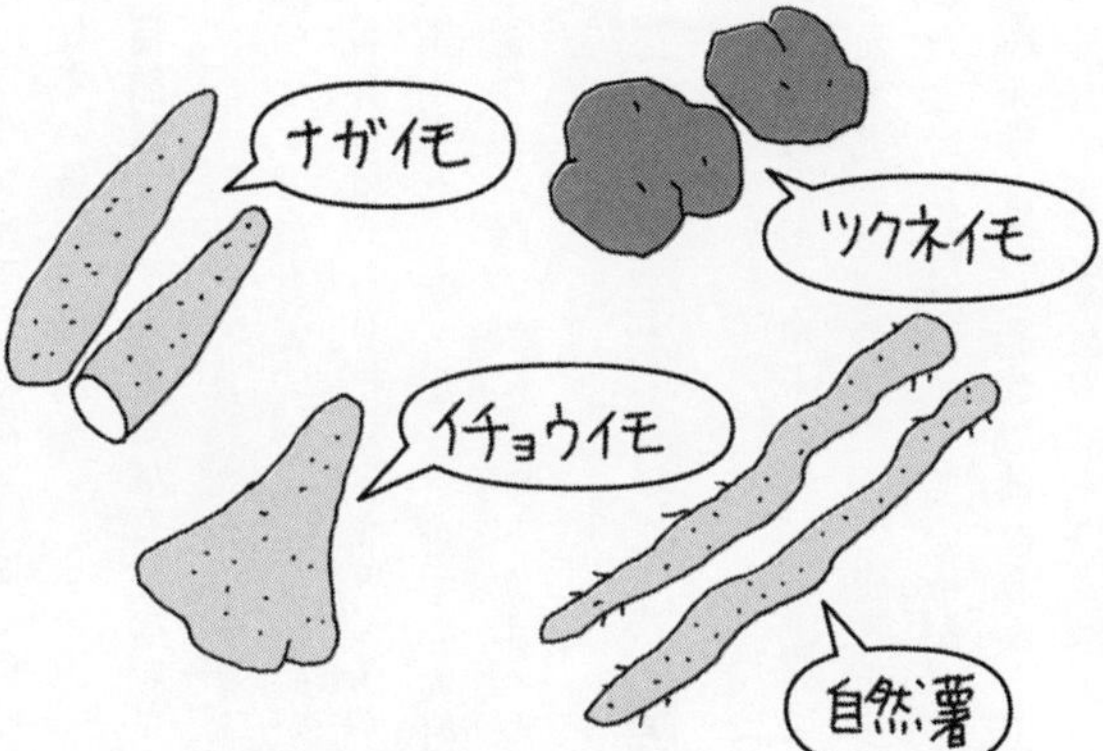

ヤマイモは栄養の吸収を促し、滋養強壮、疲労回復に役立つ

マノイモ属の総称。ヤマイモには多くの種類があるのだが、ここでは日本でお馴染みのナガイモ、イチョウイモ、ツクネイモ、自然薯《じねんじょ》の特徴を紹介していこう。

ナガイモは日本で最も栽培量が多いヤマイモ。ほかの芋と比べると水分が多く、サクサクした食感を楽しむことができる。

イチョウイモはイチョウの葉のような形をしているのでこう呼ばれているが、関東ではヤマトイモと呼ぶことのほうが多いかもしれない。あくが少なく粘りが強いのが特徴で、つくねやすり身のつなぎにも使われている。

関西でヤマトイモと呼ばれているの

が、**ツクネイモ**である。イチョウイモよりも粘りが強く、和菓子の材料としても使われている。

自然薯は、流通量が最も少ないヤマイモ。本来は、山に自生しているものだけを自然薯と呼ぶのだが、最近は栽培もされている。濃厚な味わいで、ねばりはヤマイモのなかで最も強い。

世界には600種類のヤマイモがある。オリンピックで活躍したジャマイカの陸上選手ウサイン・ボルト選手の大好物であるヤマイモの一種は「ヤムイモ」。ボルト選手の活躍の裏にはヤマイモパワーがあったのだ。

玄米は白米よりどこが優れているのか?

日本人の多くが米を食べるようになったのは弥生時代からだが、1000年以上に及ぶその歴史のなかで、白米を食べている時期は短い。豊臣秀吉が白米を食べていたという記録は残っているが、一般庶民が白米を食べるようになったのは江戸時代の末期から。それ以前はみんな玄米を食べていた。

見方を変えると、幕末以降はずっと白米が主流で、大多数の人が白米を食べてい

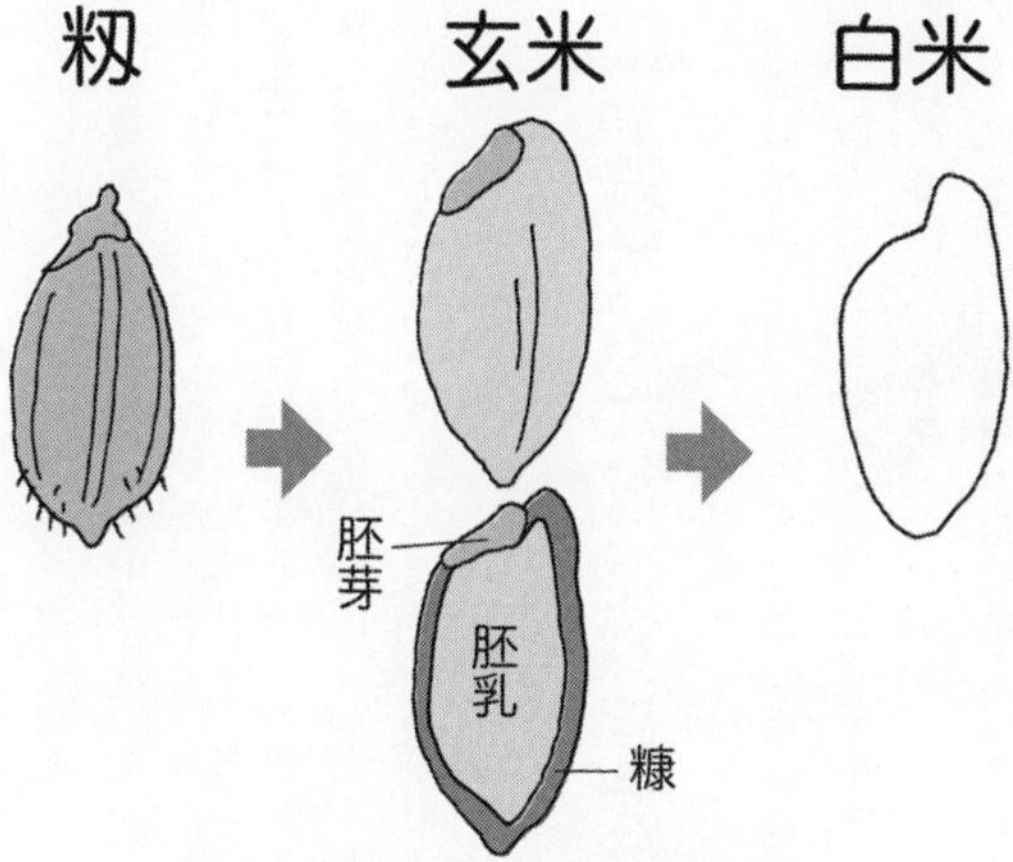

籾から籾殻を除去したものが玄米、玄米から
糠と胚芽を除去したものが白米である

るわけだが、いまも玄米を食べ続けている人たちはいる。そういう人たちは「白米より玄米のほうが体にいい」というのだが、いったい玄米の何がいいのだろうか？

玄米とは、稲の果実である籾《もみ》から籾殻《もみがら》を除去した状態のお米。この玄米から糠《ぬか》と胚芽《はいが》を取り除き、胚乳《はいにゅう》のみにしたお米が白米である。

玄米と白米のあいだには、三分《さんぶ》つき米、五分《ごぶ》つき米、七分《しちぶ》つき米、そして、胚芽米がある。胚芽米は玄米から籾殻と糠を取り除くが、胚芽の部分は残して精米したお米。胚芽が残っている白米と考えればいい。

三分つき米、五分つき米、七分つ

き米、胚芽米の順で精米の度合いは大きくなり、**精米の度合いが大きくなるにつれて、ビタミンやミネラル、食物繊維**などの健康成分は失われていく。

栄養価は精米前の玄米が一番高く、精米の最終段階にあたる白米が一番低い。「白米より玄米のほうが体にいい」というのには、このような根拠があるのだ。実際、幕末には精米技術が普及し、一般庶民も白米を食べるようになったため、ビタミンB_1欠乏症が蔓延《まんえん》し、脚気《かっけ》が流行したことはすでに触れた。

とはいえ、それはあくまでも幕末のこと。いまは飽食の時代で、玄米を食べなくても、ビタミンB_1は、ほかの食材からじゅうぶんに摂ることができる。

十穀米、十六穀米などと玄米の栄養を比べると？

雑穀米は、白米や玄米などのお米と、アワ、キビ、ヒエなどの雑穀を混ぜて炊いたご飯のこと。最近は、雑穀米を出すレストランも増えているので、食べたことのある人も多いだろう。

十穀米とは10種類の雑穀が入っている雑穀米のことだが、なかには三十穀米というのもある。雑穀は種類が豊富なのだ。雑穀米で使われる代表的なものは、アワ、キビ、ヒエ、ハトムギ、大麦、押し麦、アマランサス、トウモロコシ、胚芽押し麦、黄大豆《きだいず》、黒豆、黒千石《くろせんごく》、小豆《あずき》などである。

雑穀米には大きくふたつの魅力がある。ひとつはその高い栄養価である。ビタミンやミネラル、抗酸化性に優れたポリフェノールなど白米だけでは摂れない栄養素が、雑穀米では摂れる。食物繊維も白米の数倍に増える。

もうひとつの魅力は複雑な食感だ。混ざっている雑穀の種類によっていろいろな食感が楽しめる。白米よりもよく嚙まなければならないのだが、それがまた満足感をもたらす。雑穀米は健康食品として売られていることが多いが、栄養価だけでなく、「美味《おい》しい」という理由で白米から雑穀米に変えたという人も少なくない。

栄養価の高いお米といえば玄米があるが、玄米と比べると雑穀米はどうなのか。**雑穀米の栄養素は入っている雑穀の種類によって変わるので一概にはいえないが、多彩さという点では、当然、雑穀米のほうが上**である。

また、おかずとの相性は雑穀米のほうがいい。あくまでも好みではあるが、玄米は、糠や胚芽の独特の風味があり、相性の合わないおかずが多いと感じる人もいる。雑穀がブレンドされた雑穀米は、比較的くせが少なく、どんなおかずにもよく合う。これも雑穀米の魅力だ。

もっとも、雑穀米はそれだけでも栄養豊富。さらにおかずもたくさん食べると栄養過多になるので食べ過ぎに注意しよう。

冷凍野菜の栄養値が高いもっともな理由とは

冷凍野菜を使っている人に理由を聞くと、たいてい「洗う、切る、ゆでるの下ごしらえなしで使えるところがいい」という答えが返ってくる。「料理の時間が短縮できる」のが冷凍野菜の魅力のようだ。

しかし、冷凍野菜の魅力はそれだけではない。味もよく、栄養価も高い。というと、「野菜は新鮮な生野菜が一番」と思っている人は意外に思うかもしれないが、これにはきちんとした根拠がある。

生野菜と冷凍野菜を比べると、じつは冷凍野菜のほうが新鮮なのだ。生野菜は、収穫から貯蔵、運搬を経てスーパーに並んでいる。われわれが手にするまでにそれなりの時間が経っているわけだが、冷凍野菜はそうではない。収穫後すみやかに処理され、急速冷凍されるので新鮮なままなのだ。

また、野菜は旬のものが一番美味しく、栄養価も高い。たとえば、ホウレンソウ

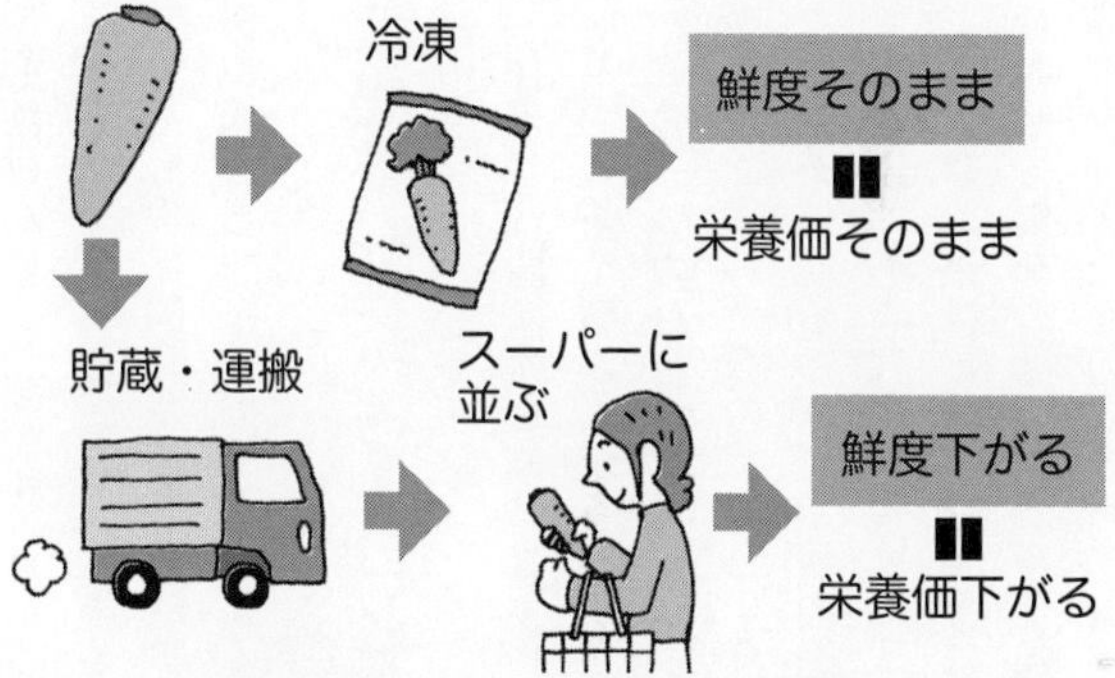

冷凍野菜は、スーパーに並んでいる生野菜より
高い栄養値が期待できる

の旬は12月だが、12月に穫れたホウレンソウのビタミンCは、9月に穫れたものの3～4倍になる。このように野菜の栄養価は旬かどうかで大きく変わるのだが、**冷凍野菜に使われているのは旬の時期に収穫した野菜。だから、季節外れの生野菜と比べれば、冷凍野菜のほうがいい**のである。

とはいえ、冷凍野菜にもマイナスがないわけではない。残留農薬や食品添加物の問題だ。冷凍野菜の場合、保存料が使われることはまずないが、着色料や漂白剤が使われることはある。買うときには原材料の表示をよく確認したい。

冷凍野菜には国産野菜を使っているものと輸入野菜を使ったものがあるが、前者は国が定めた農薬の残留基準をクリアした野菜なので心配はない。

問題は後者だが、輸入野菜を使ったものでも、「冷凍食品協会認定証マーク」がついたものは国の基準をクリアしているので心配ない。冷凍野菜を買うときは、原料原産地とマークの有無をよく確認しよう。

緑茶、紅茶、ウーロン茶の健康効果の特徴とは

仕事の合間に飲むのはコーヒーでも、食事と一緒に飲む場合には、緑茶やウーロン茶、紅茶を選ぶ人が多いかもしれない。

この3つのお茶はすべて、「カメリアシネンシス」という学名のツバキ科の樹木からつくられたもの。同じ生葉《なまは》を使っているのに、色や香り、味わいがまったく異なるお茶になるのは、製法の違いによるものだ。

緑茶は、摘んだ茶葉を蒸してから加熱し、その後、茶葉を揉んで乾燥させたもの。

ウーロン茶は、摘んだ茶葉に温風を当てて水分を除いたあと、葉の周辺をこすり合わせて傷をつけ、発酵を促進させる。その後、発酵を止めるために釜で炒って熱処理を加えたもの。

紅茶は、摘んだ茶葉に温風に当てて水分を除き、茶葉に撚《よ》りをかけて発酵させたもの。

緑茶は発酵という過程を経ずにつくられた「不発酵茶」、ウーロン茶は発酵を途中でストップさせた「半発酵茶」、紅茶は「完全発酵茶」であることが大きな違い。そのため、栄養成分にも違いがある。

緑茶は、ビタミンE、ビタミンCをはじめ、抗酸化力にすぐれるカテキン、消臭効果のあるクロロフィルを含む。

茶葉を半発酵させたウーロン茶には、ウーロン茶ポリフェノールが含まれている。この成分には、脂質と吸着してコレステロールや中性脂肪を体外に排泄させる作用がある。脂っこいメニューのときなど、ウーロン茶を一緒に飲めば口のなかもサッパリし、余分な脂を流してくれる。

紅茶には、製造過程でカテキンが発酵して生み出されるポリフェノールが豊富に含まれている。代表的なものは、紅茶の赤い色素や渋味のもと「テアフラビン」や「テアルビジン」。強い抗酸化力で悪玉コレステロール（LDL）の酸化を抑える働きがある。また、発酵茶葉は、発酵していない茶葉より体を温める作用が高いといわれる。体が冷えたときに飲むなら、緑茶より紅茶がおすすめだ。

アナゴやドジョウの栄養は、ウナギに負けていないって？

ウナギ、アナゴ、ドジョウは、昔から日本人が好んで食べてきた魚。ニョロニョロと細長く、見た目はよく似ているが、栄養に違いはあるのだろうか？

まず、スタミナ食の代表格といわれるウナギは、良質なタンパク質のほか、ビタミンB群、ビタミンE、ビタミンA、亜鉛、DHA、EPAなどが含まれている。なかでも突出して多いのがビタミンAだ。

ビタミンAは、目の網膜《もうまく》で光や色に反応して視覚情報を伝えるタンパク質の成分になるほか、皮膚や粘膜の形成に必要な栄養素。粘膜を乾燥から守って細菌の侵入を防ぐ作用もあり、感染症の予防に役立つ。

ウナギ、アナゴ、ドジョウのビタミンA（可食部100g中）を比較すると、ウナギ（蒲焼《かばや》き）は1・5㎎、とくに肝《きも》（生）には4・4㎎と、ケタ違いの量を含んでいる。それに対してアナゴ（蒸し）は0・89㎎、ドジョウ（生）にいたっては、わずか0・015㎎しか含まれていない。

では、アナゴやドジョウは、ウナギに比べて栄養が劣るのかというと、そうとは言い切れない。**アナゴ**はウナギに比べてビタミンB群が多く、塩分の排出を促すカリウムがたっぷり含まれている。

ドジョウは、ビタミンB_1、カルシウム、鉄が多く、鉄の含有量はウナギの約11倍にもなる。低脂肪なのでダイエット食としてもおすすめだ。ゴボウと一緒に煮た柳川鍋《やながわなべ》で、骨ごと食べればカルシウムが丸ごと摂れるうえ、食物繊維も摂取できる。カルシウムはイライラの解消に、鉄分は貧血予防にも役立つ。

一方、共通点は、タンパク質、脂質、炭水化物という「三大栄養素」の代謝に欠かせないビタミンB群が含まれていること。スタミナをつけたいときはウナギやアナゴ、コレステロールが気になる人はドジョウがおすすめだ。

イカ、タコ、エビ、カニに豊富な「タウリン」は体にどう働く？

イカ、タコ、エビ、カニのほか、貝類や魚の血合いに多く含まれている「タウリン」は、含硫《がんりゅう》アミノ酸様化合物のひとつ。体内では脳、心臓、肝臓、骨格筋、網膜などに存在し、食べ物から摂取する以外に、体内でも合成されている。

タウリンは、栄養ドリンクの成分としても有名だが、これは**肝臓の解毒作用を強**

化して、肝臓の働きを活発にする作用があるからだ。それ以外にも、タウリンは食べ物に含まれる脂肪を乳化して吸収しやすくするので、**血液中のコレステロールや中性脂肪を減らす**のにも役立つ。**血圧を一定に保つ**働きもある。この作用で高血圧を予防したり、新生児の脳や目の網膜の正常な発育にも欠かせない物質だ。

タウリンは水溶性なので、調理するときは、汁ごと摂れる鍋物や、スープにして食べると栄養を損なうことなく摂取できる。

ただし、健康によいからといって食べ過ぎはよくない。イカやタコなどの軟体動物、エビ、カニなどの甲殻類《こうかくるい》はタンパク質が豊富なわりに低脂肪で、ビタミンE、亜鉛、銅、鉄、カリウムなども含むが、じつはコレステロールもたっぷり含んでいるのだ。

タウリンに、血中コレステロールを下げる働きがあるとはいえ、食べ過ぎれば意味がない。じんましんやアレルギーを起こすこともあるので注意が必要だ。

牛肉、豚肉、鶏肉で、栄養にどのような違いがある？

日本人の寿命が長いのは「粗食」が理由だといわれてきた。しかし近年では、老年になっても肉を好んで食べる人が増えている。肉は老化防止にも役立ち、積極的に食べる人ほど長生きするという専門家の指摘もある。

実際、日本人がよく食べる牛肉、豚肉、鶏肉は、9種類の必須アミノ酸をバランスよく含む良質のタンパク源といえる。それぞれの栄養の違いを知って、健康的に取り入れたいものだ。

まず、**スタミナ不足を感じたり、エネルギーを多く摂りたいときは牛肉**がおすすめだ。牛肉は、豚肉や鶏肉と比べて水分量が少ないぶん、脂質を多く含んでいる。カロリーも高いため、パワーをつけたいときにはぴったりだ。

さらに牛肉には、豚肉や鶏肉の3～4倍もの鉄分が含まれている。鉄分は、動物性食品に含まれる「ヘム鉄」と、植物性食品に含まれる「非ヘム鉄」の2種類あるが、牛肉のヘム鉄は、非ヘム鉄と比べて体内への吸収率も高い。貧血の予防・改善に食べるなら、鉄分を多く含む赤身肉を選ぶのがポイントだ。

一方、**お酒をよく飲む人、炭水化物や甘いお菓子が好きな人は、ビタミンB_1、B_2を多く含む豚肉を食べるといい**。とくにビタミンB_1は、牛肉や鶏肉の5～10倍も含まれている。

ビタミンB_1は、糖質（炭水化物）の代謝に必要な栄養で、米などデンプンから多くのエネルギーを摂取している日本人にとっては欠かせないビタミンだ。疲労回復にも役立つので、激しいスポーツをしたあとに食べるのもおすすめだ。

鶏肉は、牛や豚と比べて低カロリー、高タンパクな食材で、ダイエット中のタンパク源補給には最適といえる。しかもエネルギーの4割は皮に含まれているので、皮を除いて調理すれば、さらにカロリーを落とすことができる。

鶏肉のレバーには、皮膚や粘膜を守るビタミンAも豊富に含まれている。粘膜を乾燥から守り、ウイルスなどの侵入を防いでくれるので、風邪の予防にも役立つ。

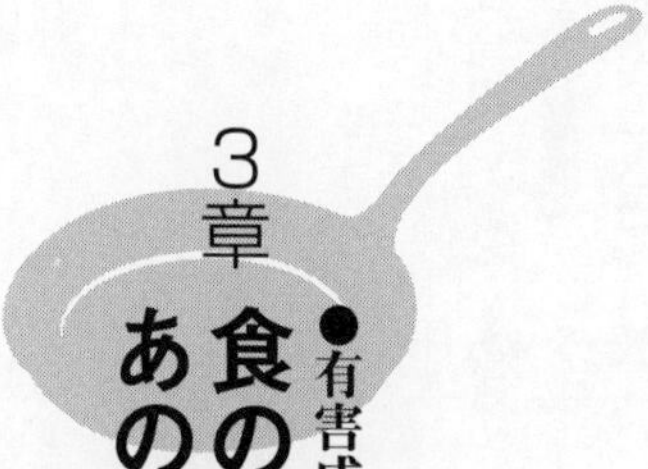

3章 食の素朴な疑問とあの不安に答える

●有害成分や、気になる噂の真相は…

クエン酸に疲労回復効果はあるのか、ないのか?

クエン酸はレモン、ミカン、グレープフルーツなどの柑橘《かんきつ》類などに含まれる酸味成分である。1990年代、この酸味成分は「疲労回復の切り札」として売り出され、やがてベストセラー商品となり、居酒屋では「クエン酸サワー」が人気メニューになるなどの社会現象も起こった。

それから20年以上が過ぎているが、いまもクエン酸の人気は高く、最近はクエン酸配合の機能性表示食品も売られている。

だが、人気者のクエン酸にも苦難の時代はあった。国の研究機関が、「(クエン酸は)俗に、『疲労回復によい』『筋肉や神経の疲労予防によい』『ダイエット効果がある』『痛風に効果がある』などといわれているが、ヒトでの有効性については、信頼できるじゅうぶんなデータが見当たらない」という研究結果を出したのだ。これを受けてマスコミは一斉にクエン酸を叩き、クエン酸は窮地《きゅうち》に陥ったかに思われた。

しかし、マスコミに叩かれてもクエン酸は売れ続けた。マスコミがなんといおうが、ユーザーには「クエン酸は効く」という実感があったのだ。

クエン酸はこうして生き残り、いまは、さまざまな研究機関が国の研究結果を否定し、クエン酸は**「日常生活や運動後の疲労感を軽減する」「日常生活や運動に生じる一過性の身体的疲労感を軽減する機能がある」「継続して摂取することで日常生活や運動後の疲労感を軽減する機能がある」**などという研究結果を出している。

なお、クエン酸の効果としては、疲労回復効果だけでなく、血流をサラサラにする効果、ミネラルやビタミン類を吸収しやすくして老化を予防する効果、ダイエット効果、美肌効果、髪質をしなやかにする効果など、さまざまな効果がうたわれている。さらに台所の排水口などの掃除にも使えるということで、最近はクエン酸洗剤なるものも売られている。

〝ひと晩寝かせたカレー〟が原因の食中毒はどうして起きる？

近年、ウェルシュ菌による集団食中毒のニュースに注目が集まっている。「ひと晩寝かせたカレー」が、ウェルシュ菌食中毒を引き起こすと報じられたからだ。

実際、大学の学食でカレーを食べた学生の約100名が下痢や嘔吐《おうと》、発熱などを訴えたケースや、弁当のカレーが原因で約900人という大量の患者を出した事例も報告されている。いずれも「ひと晩寝かせたカレー」が原因だった。

そう聞くと、「管理がずさんだったのでは?」「提供する前にしっかり加熱していなかったのでは?」と疑うかもしれないが、ウェルシュ菌は熱に強く、食べる前にしっかり加熱しても食中毒が起きる可能性がある。そもそもウェルシュ菌は空気が嫌いな細菌(嫌気性菌《けんきせい》)のため、鍋底の酸素濃度が低いところで増殖するのだ。

そして生存に適さない環境になると、身を守るために菌のなかに「芽胞《がほう》」と呼ばれる固い殻《から》を形成する。芽胞は、高温、乾燥、アルコール消毒などの過酷な条件下でも生き残る可能性があり、再び生存に適した環境になると活発に動き出し、増殖をはじめる。

その最適な温度は、調理後の鍋が冷めていく30~40℃。**つまりウェルシュ菌にとって、調理したカレーをひと晩寝かせるあいだが、絶好の増殖タイムとなる**のだ。

また、カレーのほか、クリームシチューなど粘度のある料理だと、より菌が増殖しやすいといわれている。

もっとも、年間に発生する食中毒全体の件数に対して、ウェルシュ菌食中毒は少ない。2017年の食中毒件数1014件だったが、ウェルシュ菌食中毒は毎年25件ほどが報告される程度。数としては決して多くはないが、大鍋を使って大量調理する場所で発生するケースが多いため、ニュースになりやすいのだ。

家庭内なら集団食中毒の危険はないが、ウェルシュ菌による食中毒を防ぐには、つくった料理を鍋のまま放置しないこと。〝2日目のカレー〟を食べるときは、小分け容器に入れて氷水で急速に冷まし、すぐに冷蔵庫で保管しよう。

サルモネラ菌による卵の食中毒はなぜ起こる？

食中毒の原因としてよく知られている「サルモネラ菌」。卵の殻に付着した菌によって感染するケースが最も多いといわれている。

ではなぜ、卵の殻に菌が付着するのか。その理由は、親鶏がサルモネラに感染し、菌が腸や卵巣《らんそう》に棲みつくからだ。感染している親鶏が産卵すると、卵の殻や中身がサルモネラ菌によって汚染されてしまうのである。

しかし、そもそも日本の場合、卵の殻は消毒されたうえ、厳しい安全基準をクリアした卵だけが流通ルートにのって販売されている。安全性は極めて高いといえるが、それでも食中毒になるケースもある。1万～3万個に1個の割合で、卵のなかが菌に侵されていることがあるからだ。

その卵を食べたとしても、サルモネラ菌は胃酸によって通常は死滅するため、ほとんどの場合、食中毒になることはない。ただし、病中病後で胃腸が弱っている人や、高齢者や乳幼児など胃酸の働きが弱い人の場合、菌が生き残って食中毒になることがある。つまり健康体で、一般に流通している卵を食べるぶんには、サルモネラ菌中毒に神経質になることはないが、気をつけたいのが、海外にいったときの卵の取り扱いだ。

卵を生食する文化がある日本に対し、「卵は加熱して食べる」ことを前提としている**海外では、市販の卵にサルモネラ菌が付着していることも少なくない**。サルモネラ菌は75℃以上で死滅するので、海外で自炊する場合は、しっかり加熱調理して食べること。また、殻に触ったあとは、手をきちんと洗うことがポイントだ。

「殻を洗えば菌が洗い流されるのでは？」と思うかもしれないが、これはかえってNG。洗うと、殻の表面の〝防御シールド〟であるクチクラ層がはがれ、菌が侵入しやすくなってしまう。

また、菌をほかの食品に移さないためには、パックのまま保存するのがおすすめだ。傷みにくくするには、むき出しになるドアポケットより、パックで冷蔵庫の奥に入れたほうがよい。

各国で規制されているトランス脂肪酸、どんな注意をすればいい？

英国の雑誌『エコノミスト』は、毎年、世界各国の食の安全に関するランキングを発表しているが、２０１７年、最も安全とされたのはアイルランド、２位はアメリカ、３位は英国、日本は18位だった。

農薬をたっぷり使い、遺伝子組み換え食品も堂々と流通するアメリカよりも、日本のほうが順位が低かったことにショックを受けた人もいるかもしれないが、トランス脂肪酸に対する日本政府の対応をみていると、この順位も納得できる。

トランス脂肪酸はマーガリンやショートニングなどを製造する過程で生じる脂肪酸の一種。心疾患を増やすことがわかっている非常に危険な物質で、世界各国で厳しく規制されている。とくにアメリカは、トランス脂肪酸を多く含む部分水素添加油脂の食品への使用を原則禁止にするなど強い姿勢で臨んでいる。

ところが、日本ではほとんど野放しの状態。日本政府は「健康への影響は小さい」とし、とくに動こうとはしていない。

日本政府が「動かないでいい根拠」としているのは、ＷＨＯ（世界保健機関）の

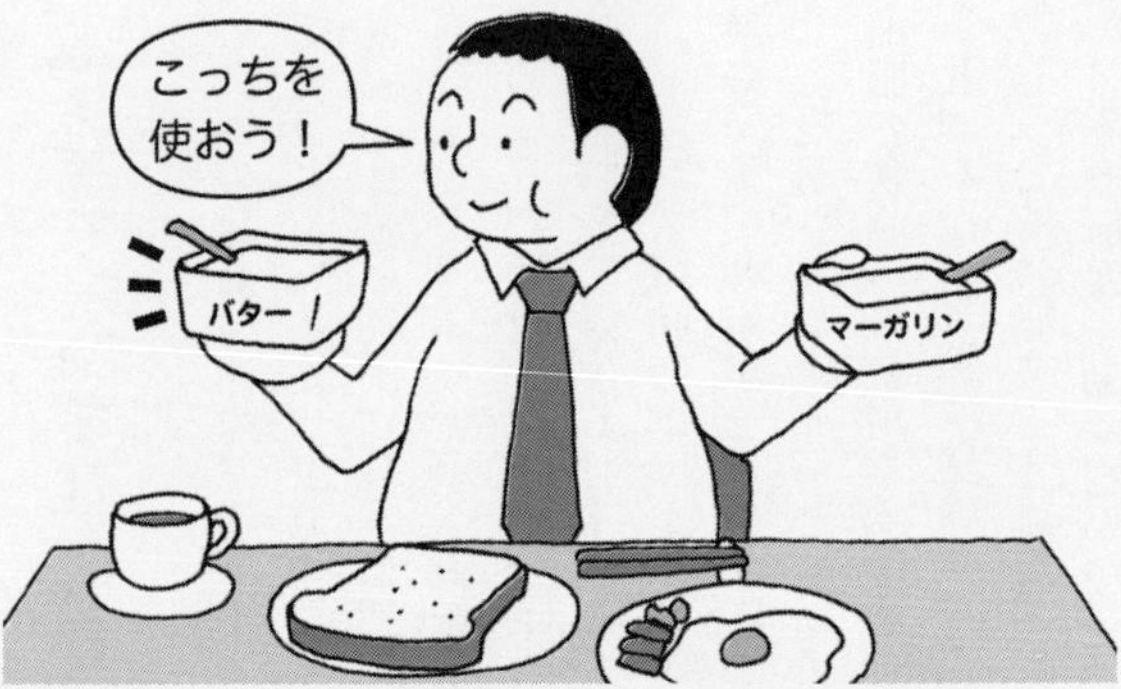

マーガリン、クッキー、ケーキ、ドーナツ、菓子パンを多く
食べる人は、トランス脂肪酸を含む食品を避けたほうがよい

目標値。WHOは2003年、「トランス脂肪酸の摂取を総エネルギー摂取量の1％未満に抑える」という目標値を設定したのだが、日本政府は「日本人の平均は0・44〜0・47％だから、対策の必要なし」としたのである。

トランス脂肪酸を多く含んでいるのはマーガリンやショートニング、それらを使ったケーキ、クッキー、ドーナツ、菓子パンなど。欧米人と日本人では、これらの食品の消費量はたしかに違うかもしれない。だが、日本と食文化の似ている中国、韓国、台湾、シンガポールなどでも規制を強めているので、日本の対応はやはり首をかしげざるを得ない。

政府が何もしないのなら、われわれは自衛するしかないわけだが、自衛の方法は簡単で、トランス脂肪酸を含むものを食べなければいい。この動きはすでにはじまっていて、アメリカがトランス脂肪酸の規制をはじめた2015年以降、マーガリンの国内市場は約2割縮小している。

加工肉（ハム・ソーセージ）を食べ過ぎるとがんになる、は本当か？

ハムやソーセージのような加工肉にさまざまな食品添加物が使われているのはご存じの通りである。また、それらの添加物に発がん性があることもよく知られている事実である。

といわれても、加工肉にどれほどのリスクがあるのか、意識している人は少ないだろう。いったいどのくらい危険なのか。

これにはわかりやすい数字がある。

2015年、世界保健機関（WHO）の外部組織である国際がん研究機関（IARC）は、ハムやソーセージなどの加工肉のリスクとして、「**毎日食べた場合、50gごとに大腸がんを患う確率が18％上昇する**」という研究結果を発表した。

この数字は世界的にセンセーションを巻き起こし、批判も続出したのだが、IA

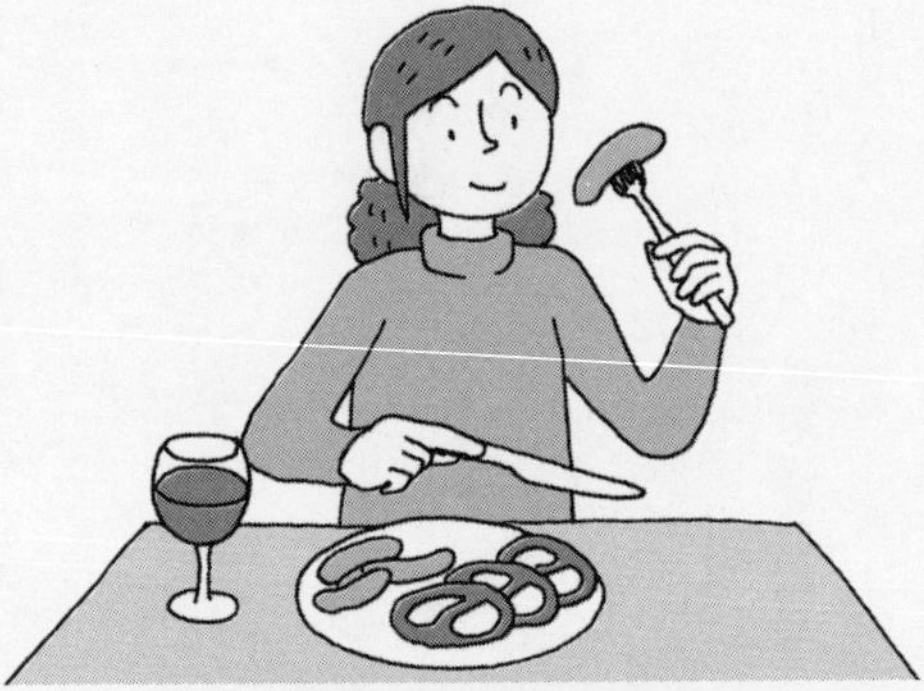

加工肉を毎日食べた場合、50gごとに
大腸がんのリスクが18%UPする

RCの出したこの数値は、いまも否定されてはいない。

日本の国立がん研究センターは「日本人の加工肉の摂取量は1日当たり13gなので、リスクはないか、あっても小さい」としている。しかし「日本人男性の10%程度は、このくらいの量の加工肉を食べているので、リスクは大きい」と主張する人もいる。

ちなみに、50gというのは、ウインナーソーセージだと3本前後、ハムなら4枚前後、ベーコンなら2枚程度に相当するもので、成人男子が一食に食べる量としては、とくに多いというわけではない。

加工肉によるがんのリスクに関しては、もうひとつ数字がある。

IARCの疾病負担研究プロジェクトで

は、がんを引き起こした原因を調査し、「喫煙に起因する全世界のがん死亡は年間100万人であったのに対し、アルコールは60万人、大気汚染は20万人、加工肉では3万4000人であった」としている。

この3万4000人という数字を多いとみるか、少ないとみるかは人によって違うだろうが、見逃せない数字であることはたしかだろう。

お好み焼きやホットケーキで呼吸困難になる場合とは

お好み焼きやパンケーキを食べたあと、腹痛や発疹、呼吸困難などのアレルギーを起こす事例が報告されている。開封後の粉製品にダニが混入し、袋のなかで大増殖しているのを知らずに食べたことが原因だ。

使い切れずに余った粉製品の保存方法が悪いとダニが混入する。その粉を使って調理したものを食べると、**ダニやダニの死骸《しがい》、糞尿《ふんにょう》などがアレルゲンとなって、アナフィラキシーショック（呼吸困難などを引き起こす強いアレルギー症状）を引き起こす**ことがある。

たいていは、食べてすぐに、のどの違和感や腹痛、呼吸困難が起き、最悪の場合は死に至ることもある。こうした事例は、お好み焼き粉やホットケーキミックスで多く発生することから、「パンケーキシンドローム」とも呼ばれている。

しかし、お好み焼きもパンケーキも、加熱しなければ食べられない料理だ。もしかすると、「生焼けの状態で食べたことが原因なのでは?」と思うかもしれないが、**ダニのアレルゲンは熱に強く、加熱してもアレルギーの発生を防ぐことはできない。**

ダニは高温多湿の場所を好み、放っておくと大増殖してしまう。小麦粉、片栗粉にも混入するが、とくにお好み焼き粉やホットケーキミックス粉など、うま味成分を含んだ粉製品に繁殖しやすいといわれている。

使い切れずに余ったミックス粉は、袋をしっかり閉じて冷蔵庫で保存したほうが安全だ。

ゆで卵は、加熱しているのに生卵より日持ちしない理由

ゆで卵は、そのまま塩をつけて食べたり、おでんに入れたり、細かく刻んでタルタルソースにするなど、料理の用途も広く、手軽に食べられる卵料理のひとつ。

加熱してあるため、生卵より腐りにくいイメージがあるが、じつは逆。賞味期限

内に食べ切れそうにないからと、生卵をゆで卵にして冷蔵庫で保存している人が、かえって食中毒などのリスクを高めてしまう。

生卵には殺菌力をもつ「リゾチーム」という酵素が含まれており、これが卵の鮮度を保っているのだが、加熱すると、リゾチームが失われてしまう。

冷蔵庫で2週間ほど日持ちする生卵に比べて、ゆで卵が格段に傷みやすいのはこのためだ。

ゆで卵の日持ちは、冷蔵庫（10℃以下）で4～5日。スーパーやコンビニで調理済みで市販されているゆで卵は、冷蔵庫（10℃以下）で5日～1週間ほど保存可能。

自宅でつくる場合、卵をゆでるときに殻にヒビが入ることがある。亀裂《きれつ》から細菌が入りやすくなり、より傷みやすくなるので保存せず、すぐに食べたほうがいい。

同様に、半熟卵も、完全に火が通った状態の固ゆで卵より細菌が侵入しやすいので、つくったら保存せずに食べきること。

刺身が原因で起きる、「アニサキス」アレルギーとは

サルモネラ菌、ウェルシュ菌、O《オー》-157などは細菌で起こる食中毒だが、細菌

以外が原因になる場合もある。魚介類に潜《ひそ》む「アニサキス」である。

アニサキスは、長さ2～3センチ、幅0・5～1ミリ程度の糸のようにみえる寄生虫（線虫）で、サバのほか、イカ、アジ、サンマ、カツオ、イワシ、サケなどの魚介類に寄生することが知られている。

アニサキスは加熱調理すれば完全に死滅させることはできるが、刺し身で食べるときには、じゅうぶんな注意が必要だ。

もっとも通常は、アニサキスに寄生された魚を食べても、そのまま排泄される。だが、胃や腸の壁に入り込んでしまうと、嘔吐や下痢などの症状があらわれる。

アニサキスの本当の怖さは、そのあとにある。一度、アニサキスが胃や腸の壁に入り込むと、アニサキスに対する抗体がつくられる。その後、また刺し身などを食べてアニサキスが体内に侵入すると、抗体反応として気管支のけいれんによる呼吸困難、意識障害など激しいアレルギー症状を引き起こすことがある。重度の場合、命を落とすこともあるので、甘くみてはいけない。

食酢、塩、しょうゆなどに漬けてもアニサキスの幼虫は死滅しない。確実にアニサキスを死滅させ、安全に刺し身を食べるには、マイナス20℃で24時間ほど冷凍すること。こうすれば、解凍しても生き返ることはない。

もっともマイナス20℃で冷凍するには、業務用の冷凍庫が必要となる。一般家庭では、刺し身を食べるときは新鮮な魚を選ぶことが重要だ。アニサキスは通常、魚の内臓の表面に寄生しているが、その魚が死ぬと筋肉に移動するので、買ってきたらすぐに内臓を取り除き、内臓は食べないこと。

アニサキスは目視で確認できることもある。もしみつけたら取り除くのはもちろんだが、加熱調理して食べたほうが安全だ。

弁当を傷みにくくするには、梅干よりワサビ

夏場に発生しやすい食中毒は、原因となる細菌やウイルスが食べ物に付着し、体内に侵入することによって発生する。ふだんの調理はもちろんだが、とくに弁当をつくるときは、原因菌を「つけない」「増やさない」「やっつける」の3原則をしっかり守って調理することを心がけるようにしたい。

当たり前のことだが、原因菌を〝つけない〟ためには、肉や魚を触った手や調理器具はよく洗い、フキンなども清潔に保つこと。

肉や魚を切るさい、牛乳パックなどを利用するのも〝増やさない〟ちょっとした

工夫になる。まな板の上で肉や魚を切ると、その都度、洗剤をつけてしっかり洗う必要があるが、切り開いた牛乳パックの上で切れば、まな板には菌がつかず、使ったあとは捨てるだけ。手間もなく、調理もスピーディに進む。

菌を〝やっつける〟には、加熱調理が基本となる。その意味では、冷凍肉の取り扱いに注意が必要だ。弁当用に唐揚げをつくるとき、冷凍肉をそのまま油で揚げると、表面はこんがり色づいて揚がっているようにみえても、中心はまだ半生《はんなま》ということがある。菌が死滅する75℃以上でしっかり加熱するには、肉や魚は解凍したあとに調理することで、食中毒による事故を防げる。

最後に、弁当を傷みにくくする工夫だが、抗菌作用を狙うなら、弁当の場合は梅干しより、じつはワサビを利用したほうが簡単で効果も高い。

むろん、梅干しも高い抗菌作用をもっているが、弁当に入れた場合、梅干しに触れている周辺にしか効果を発揮してくれない。梅干しをご飯に混ぜ込む方法なら、じゅうぶんに抗菌作用は期待できるが、時間も手間もかかる。

ワサビで弁当を傷みにくくする方法は、弁当箱におかずやご飯を詰めたら、アルミやシリコンのミニカップにワサビを入れて詰めるだけ。気にならなければご飯の上に直接のせてもよく、ワサビは食べても食べなくても構わない。

ワサビの抗菌作用は、辛味成分の「アリルイソチオシアネート」と呼ばれる物質だ。ワサビを食べるとツーンと鼻に刺激がくるが、あれはアリルイソチオシアネートが常温で気体になる性質をもっているからだ。

ポイントはただひとつ、しっかりフタをすること。密閉されることで揮発《きはつ》性の高いワサビの抗菌成分が弁当箱全体に広がり、菌の繁殖を抑えることができる。

よく聞く「抗酸化」、体の酸化を防ぐとはどういうこと？

最近よく耳にする「抗酸化」「抗酸化作用」という言葉。「体によさそうなのはわかるけど、何がどういいの？」と思っている人もいるだろう。

抗酸化とは、ごく簡単にいえば「人間の体をサビつかせない（酸化させない）」働きのこと。

ヒトが呼吸するのは、体内でエネルギーをつくりだすために酸素を必要とするからだが、吸い込んだ酸素のうち1～3％は体内で利用されず、「活性酸素」という物質に変化する。この物質が、体を酸化させてしまう原因だ。

呼吸以外でも、紫外線《しがいせん》、喫煙、排気ガス、ストレス、アルコールの飲み過ぎ、激しい運動でも活性酸素は発生する。これが、**肌にシワやシミをつくったり、糖尿病、動脈硬化などの生活習慣病の原因になったりする。**

さらに、活性酸素が大量に生成されたり、加齢によって処理能力が衰えて無害化できずにいると、活性酸素がたまり、よけいに害の強いものへと変化してしまう。

その活性酸素を分解し、無害化する働きをもつのが、**β《ベータ》カロテン（ビタミンA）や、ビタミンC、ビタミンE、ポリフェノールなどの「抗酸化物質」**。これらの物質は、単体で摂るより複数を一緒に摂ったほうが、活性酸素を無害化する力が高まるといわれている。

というのも、活性酸素にも種類があるため、１種類の抗酸化物質では無害化できないことがあるからだ。たとえばビタミンCは、おもな活性酸素のすべてを無害化してくれる優秀な抗酸化物質のひとつ。

ただし水溶性のため、活動できるのは血液中など水分のある場所に限られる。脂質でできている細胞膜などでは、そのパワーを発揮できないのである。

活性酸素をため込まないようにするためにも、毎日の食事で複数の抗酸化物質を摂って体を守ることが大切だ。

「ゼロカロリー」「ノンカロリー」「カロリーオフ」の違いとは

カロリーゼロの商品とノンカロリーの商品が並んでいるのをみて、どっちにしようかと悩んだことのある人は多いだろう。しかし、食品会社の人間はこのような表示をみても悩まない。表示の本当の意味を知っているからだ。

じつは**カロリーゼロもノンカロリーも謳《うた》っていることは同じで、「100㎖当たりのカロリーが5㎉未満」**という意味なのである。

というと、「えっ、ゼロじゃないの?」と思うだろうが、実際にゼロでないことが多い。

食品会社は消費者を騙《だま》しているわけだが、食品会社に「悪いことをしている」という意識はない。食品会社は0㎉でないことを百も承知のうえで、カロリーゼロ、ノンカロリーと表示しているのだ。

なぜ、そんなことをしているかというと、健康増進法の食品表示基準で「5㎉未満であれば、無、ゼロ、ノン等と表示していい」となっているからである。つまり、「ゼロ」という表示は合法なのだ。

これは「糖類ゼロ」でも同じで、「100g（100㎖）当たりの糖類が0・5g未満」の場合は糖類ゼロとしていいことになっている。

食品表示基準がそうしているのは、5㎉未満、0・5g未満であれば、栄養成分として無視してもいいと考えているからだが、4・9㎉でもカロリーゼロ、4・9gの糖類を含んでいても糖類ゼロというのはおかしな話だ。これで合法というのだから、食品表示基準は法の抜け道をつくっているといわれてもしょうがない。

だが、そんな食品表示基準にも厳しいところはある。たとえば、低カロリー、カロリー控えめ、カロリーライトに関しては、「100g（100㎖）当たりのカロリーが20㎉未満」としている。20㎉では「低」「控えめ」「ライト」の表示は使えないのである。

カロリーオフ、カロリーカットに関しても厳しく、「割合として25％以上、100g（100㎖）当たり20㎉以上の低減」でなければ、「カロリー○○％オフ」「○○％カット」「○○㎉減」といった表示はできないとしている。

なお、「うす塩味」「甘さ控えめ」などの表示にはルールがない。甘いとかしょっぱいというのは味覚の問題。個人差も大きいのでルール化できないのである。

「煮る」と「ゆでる」では、摂取できる栄養はどう変わる？

料理をつくるときは、なるべく食材の栄養を損《そこ》ねない調理法を選びたいもの。野菜のビタミンなどは、煮たりゆでたりするとお湯に流れ出してしまうため、栄養を多く残すには蒸し調理がよいといわれる。

ということは、「煮る」と「ゆでる」では、同じように栄養が失われるのかと思うだろう。しかし、厳密にいえば「煮る」、つまり煮物のほうが栄養は多く流出する。

理由は単純で、煮物をつくるときは、**塩やしょうゆなどの調味料を使うため、塩分の脱水作用で、煮汁に栄養が流れ出る量が増えるから**だ。煮汁の塩分濃度が高いほど、食材から流れ出る栄養も多くなる。

ただし例外もある。イモなどデンプン質の多い食材は、加熱すると水分を吸収して膨らみ、のりのようになる。糊化《こか》すると水溶性成分は煮汁やゆで汁に溶け出しにくくなるのである。

煮物をつくるときは、**煮汁に片栗粉などでとろみをつければ、栄養の損失を抑えることができる**。鍋料理も、具材の栄養は鍋のスープに溶け出している。シメの雑《ぞう》炊《すい》でスープごと食べるようにしたい。

がん予防のためには、やっぱり「焦げ」は避けるべき?

子供のころに信じたことは大人になっても心のなかに残っているもので、がんに対する意識にもそれがある。

1978年の時点で小学生、中学生だった人のなかには、「焦《こ》げを食べるとがんになる」と固く信じている人がいる。なぜかというと、1978年、日本中の親と学校の先生が一斉に「焦げを食べるな」「焦げを食べるとがんになる」と言い出したからである。

なぜ、そんなことが起きたのか。じつはこの年、国立がん研究センターががん予防の指針として発表した「がんを防ぐための12か条」に「焦げた部分は避ける」とあったのだ。それまで日本では焦げが問題になることなどほとんどなかった。それで大人たちは驚き、「うちの子供はいつも焦げを食べている。これは大変だ」と思い、「焦げを食べるな」「食べるとがんになるぞ」というようになったのである。

それから40年の時が過ぎているが、子供のころに焦げの恐怖を植え付けられた人たちは、いまも焼き魚の焦げた部分を取ったり、トーストの焦げを削ぎ落としたり、焦げが口に入らないように努力をしている。

だが、「がんを防ぐための12か条」は２０１１年に改訂され、焦げに関する条文はなくなった。はたして、「焦げを食べるとがんになる」は本当だったのか？

答えをいうと、**焼肉やステーキの焦げた部分はやはり食べないほうがいい。**最近の研究から、食肉を焦がすと一部の成分が発がん性物質に変化することがわかっている。また、長時間高温で調理するだけでも発がん性物質は生まれるので、ステーキもミディアムにしておいたほうがいいだろう。

肉に関しては、このような研究結果が出ているが、魚やご飯、トーストの焦げについてはあまり研究がおこなわれていないようで正確なところはわかっていない。食肉の焦げほどの危険性はないとされている。

食物繊維を摂っているのに便秘が解消しない場合とは

便秘解消によいといわれる食物繊維には、「不溶性食物繊維」と「水溶性食物繊維」の2種類あることは知られているが、それぞれの働きをちゃんと理解しているだろ

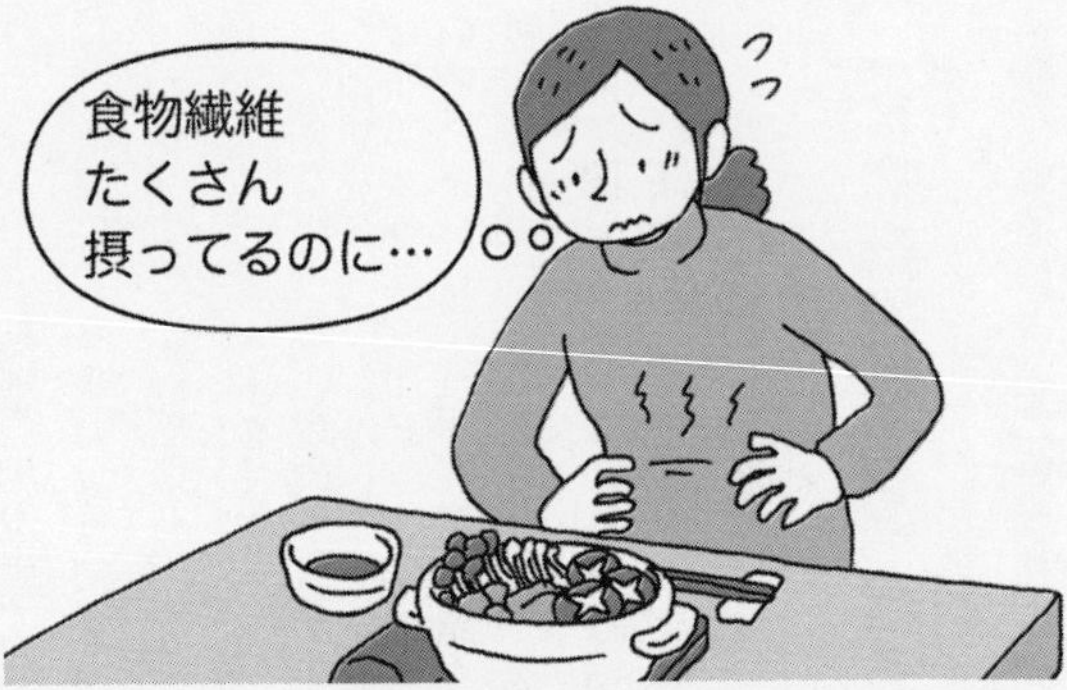

不溶性食物繊維ばかり摂り過ぎると便秘の悪化の原因に

うか。

不溶性食物繊維は、消化器官のなかで水分を抱え込んで便のかさを増し、腸を刺激して排泄を促す働きがある。

一方、水溶性食物繊維は、糖質の吸収をゆるやかにして食後血糖値の急激な上昇を抑えたり、大腸内で発酵・分解し、腸の環境を整える作用がある。

いずれも腸内環境の維持や排泄に欠かせない大切な栄養素だが、この2種類のうち**「不溶性食物繊維」ばかりを摂り過ぎると、かえって便秘が悪化することがある**ので注意が必要だ。

たとえば、食物繊維が豊富なキノコ類も、2種類の食物繊維含有量（可食部100g当たり）を比較すると、シメジは不溶性3・4gに対して水溶性は0・3g、干しシイタケでは、不溶性が38・1gに対して、水溶性は3・0g。キクラゲ（乾燥）に至っては、不溶性は57・4gも含まれているのに、水溶性はまったく含まれていない。

そこで大切になってくるのが、不溶性と水溶性2種類のバランスである。便秘解消には、不溶性食物繊維2に対して、水溶性食物繊維1を摂るとよいとされている。不溶性・水溶性のどちらもバランスよく摂れる食品は、野菜では、ゴボウ、オクラ、サツマイモなど。その他、ライ麦パン、納豆、キウイフルーツもおすすめだ。

なお、以前は食物繊維がカルシウムなどのミネラルの吸収を阻害するといわれ、いまだに栄養学の教科書や参考書にもそのような記述がみられることがある。だが、これは食物繊維を大量に摂った場合のデータなので、通常の食事では気にする必要はない。

むしろ現在では、水溶性食物繊維を摂ると、カルシウムの吸収がよくなることが明らかになっている。

「有機野菜」と「無農薬野菜」はどこが違う?

有機野菜の生産者に「これは無農薬野菜なんですか?」と聞くと、「こいつは何もわかっていないな」という顔をされることがある。

生産者にとって、有機野菜と無農薬野菜の違いはそのくらいはっきりしたもの。関心のある人は、両者の違いについて、しっかり知っておいたほうがいい。

まず、野菜の栽培法には、慣行栽培、有機栽培、特別栽培の3つがある。慣行栽培は、農薬や化学肥料を使う一般的な栽培方法。

有機栽培は、農薬、化学肥料、遺伝子組み換え技術を使用しない栽培方法のこと。特別栽培は、農薬、化学肥料の使用量が規定の5割以下に制限されている栽培方法である。

お察しの通り、有機野菜は有機栽培した野菜のこと。法律的には、農林水産省の「有機JAS規格」に適合した生産条件のもとでつくられ、登録認定機関によってその適合性が認められた野菜を指す。

それに対して、**無農薬野菜は「農薬を使っていない野菜」**という意味だが、**カテゴリーとしては特別栽培のなかに入る**。というと、「なぜ、無農薬栽培というカテゴリーはないのか？」という疑問が湧いてくると思うが、じつは、昔は無農薬、減農薬、無化学肥料、減化学肥料などいろいろな言い方があったのだ。しかし、それでは消費者の混乱を招くため、慣行栽培でも有機栽培でないものは特別栽培ということにしたのである。

特別栽培のなかには無農薬から減農薬、無化学肥料、減化学肥料まで幅があるわけだが、無農薬の場合は「農薬：栽培期間中不使用」、減農薬の場合は「節減対象農薬：当地比○割減」などと表示されている。

特別栽培の野菜も慣行栽培の野菜に比べると値段は高い。慣行栽培に比べると、それだけ手間がかかるからだが、有機栽培の野菜と比べると安い。ようするに、慣行栽培、特別栽培、有機栽培という順に手間はかかり、それを反映して値段も高くなるのだ。

「特定保健用食品」（トクホ）と「機能性表示食品」の違いは？

特定保健用食品（トクホ）は１９９１年、「消費者が安心して食生活の状況に応じた食品の選択ができるよう、適切な情報提供をすること」を目的として生まれた。

２０１５年には、同じ目的を掲げて機能性表示食品制度がスタートした。トクホと機能性表示食品は同じ目的から生まれたもので、どちらも健康の維持、増進に役立つ機能性が科学的に認められた食品といえる。

では、このふたつはどこが違うのだろうか？　一番大きいのは、国の審査の有無である。**トクホの場合、食品に表示されている機能性や安全性については、国が審査をおこない、食品ごとに消費者庁長官が許可している。**

一方、機能性表示食品の制度に、国の審査はない。**企業が自らの責任でその機能性と安全性に関する科学的な根拠を明らかにし、消費者庁へ届け出をすれば「機能性表示食品」と表示することができるのだ。**簡単にいえば、機能性表示食品のほうが制度としてゆるいわけだ。

なぜ、このようなゆるい制度が生まれたかというと、トクホに認定されるには、ハードルが高かったからだ。トクホの場合、許可取得には多額の費用が必要で、申請から許可取得までの時間も2～5年かかるため、中小企業では申請が難しい。実際、申請者のほとんどは大手メーカーだった。そこで、中小企業でも参入できる制度として機能性表示食品制度が生まれたのである。

トクホに比べれば、条件がゆるやかな機能性表示食品制度だが、食品の安全性や機能性の根拠などの情報は、消費者庁のウェブサイトで確認することができる。

「保健機能食品」は信用していい?

健康食品とは、健康や美容に効果があるとされる食品全般を指す言葉で、その範囲は非常に広い。法律上の定義があるわけではなく、その意味するところもあいまいだ。健康食品と呼ばれているもののなかには、本当に健康効果があるのかどうか、よくわからないものも少なくない。

ただし、健康食品の一種である**保健機能食品はそうではない。これらの食品はすべて、食品の安全性や機能性に関する国の基準をクリアしたもの。**その健康効果についての科学的根拠もしっかりしている。

保健機能食品が生まれたのは1990年代のはじめ。なぜ、このようなものが生まれたかというと、「健康食品」という言葉が市場の信用を失っていたからだ。

80年代、国民の健康意識の高まりとともに健康食品という市場が新たに開拓されたが、健康食品と呼ばれているものには健康効果の疑わしいものが多く、それが市場の信用性を損ねる原因となっていた。

そこで国は、健康効果の科学的根拠がしっかりした健康食品、消費者が安心して買うことができる健康食品の開発を促すものとして「保健機能食品制度」をつくり、市場の健全化を図った。

保健機能食品は、薬ではないので、これさえ食べたり、飲んだりしていれば健康になるというわけではないが、たとえば「おなかの調子を整える」と記されていれば、その通りの効果があることは科学的に証明されている。

現在、保健機能食品には「おなかの調子を整える」「脂肪の吸収を抑える」などの健康効果を表示した特定保健用食品（トクホ）と、機能性表示食品、ビタミンやミネラルなどを含むことを表示した栄養機能食品、そして乳児、妊産婦、高齢者などの健康の保持・回復などに適する特別用途食品の４つがある。

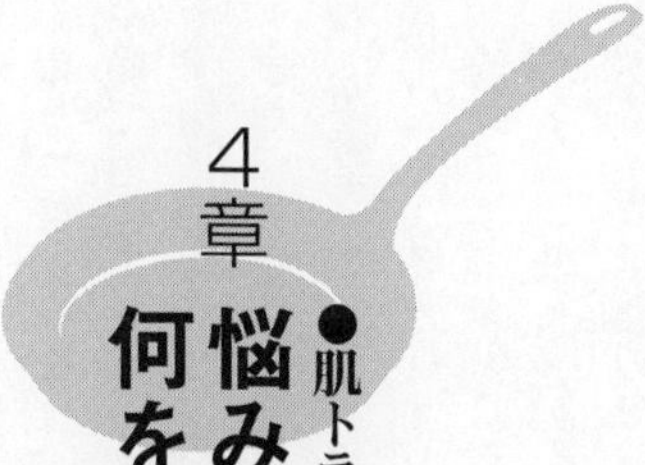

4章

●肌トラブルから冷え、ストレスまで…

悩み、不調を解消したい!
何をどう食べればいい?

腸を整えるオリゴ糖を劇的に増やす、ご飯の炊き方の裏ワザ

甘味料に使われたり、「糖」の字がつくことから、砂糖の一種と思われがちなオリゴ糖。しかし砂糖とは構造が異なり、体内でも異なる働きをもっている。

オリゴ糖は一般に、単糖（糖質の最小単位）が3つ以上集まった糖質のこと。胃や腸で消化されることなく大腸まで届き、乳酸菌やビフィズス菌などの善玉菌を増やす働きがあるといわれている。

また、単糖の集合体であるオリゴ糖は、その組み合わせによってフラクトオリゴ糖、ガラクトオリゴ糖、大豆オリゴ糖……など多くの種類があるのも特徴のひとつ。商品にもよるが、オリゴ糖のほうが砂糖よりカロリーの低いものが多い。

低カロリーで腸にうれしい効果が期待できるオリゴ糖だが、じつは日本人に最も身近な「ご飯」にも含まれている成分。しかも、ご飯のオリゴ糖を増やす〝裏ワザ〟がある。簡単なので、ぜひ試してみてほしい。

普通、米を炊くときは、米をといだあとに吸水させる。このとき、水ではなく、40℃のお湯で吸水させるのだ。**40℃の湯に浸けると米の酵素の働きが活発化してデ**

ンプンが分解され、米に含まれるオリゴ糖を飛躍的に増やすことができる。

このほか、オリゴ糖を豊富に含む食品は、大豆などの豆類、タマネギ、ゴボウ、アスパラガス、バナナなど。ご覧の通り、これらの食材にはオリゴ糖だけでなく、食物繊維も豊富に含まれている。

裏ワザでオリゴ糖を増やした白米に、豆腐や納豆などの豆製品、野菜を組み合わせれば、オリゴ糖と食物繊維を豊富に摂ることができ、腸内環境を整える働きがさらにアップする。

お酒を「薬」に変える飲み方は?

古くから「酒は百薬《ひやくやく》の長《ちょう》」といわれてきたように、アルコールは体の緊張状態をほぐし、心にもリラックス効果をもたらしてくれる。しかし、飲み過ぎれば健康を害することはいうまでもない。

口から入ったアルコールの20%は胃に、残りの80%は十二指腸で吸収されたのち、肝臓で分解されてアセトアルデヒドという有害物質に変化する。

この物質が自律神経を刺激し、末梢血管を拡張させて頭痛や吐き気などを引き起

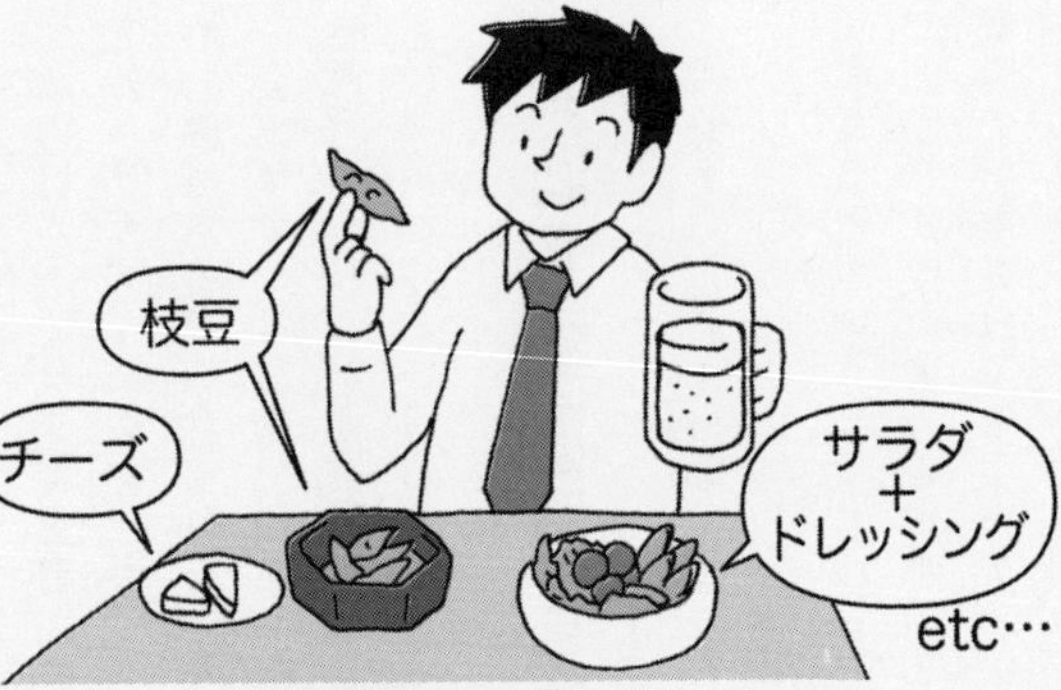

お酒を健康的に飲むためには、タンパク質、脂質、ビタミンB_1を摂る

こす。二日酔いにならないためには、このアセトアルデヒドを、なるべく速《すみ》やかに分解することが必要となる。

飲み過ぎを防ぎ、健康的に飲むコツは、アルコールを飲みはじめる前から食べはじめ、飲んでいる最中にもつまみを食べること。咀嚼《そしゃく》した食べ物が胃に入ると、それらを攪《かく》拌《はん》して少しずつ小腸に送り、消化吸収を促す。ところが何も食べていない状態でお酒を飲むと、アルコールがすぐに小腸に流れ込み、一気に吸収されてしまう。これが悪酔いや二日酔いのもとになるのだ。

では、どのような栄養を含むつまみを選べばアルコールの吸収を遅らせ、健康的な飲み方ができるだろうか。

積極的に摂りたいのは、タンパク質、脂質、ビタミンB_1の3つ。タンパク質と脂質は、胃での滞留《たいりゅう》時間が長くなり、アルコールの吸収を遅らせることができる。一方、ビタミンB_1は、アルコールの分解を助ける働きがある。

ビールに枝豆は、その意味でも理にかなったつまみといえる。枝豆にはタンパク質とビタミンB_1が含まれるので、アルコールの吸収をゆっくりおこなわせ、代謝も促進してくれる。タンパク質に加え、脂質をたっぷり含むチーズや、女性が好んで食べるサラダもつまみの優秀なメニュー。ドレッシングに含まれる油分が胃粘膜を保護すると同時に、野菜でビタミンCを補うことができる。

二日酔いを予防する「オルニチン」を摂るなら、シジミよりキノコ！

二日酔いの予防や疲労回復効果があるといわれるアミノ酸の一種「オルニチン」。

体内で働くアミノ酸には、タンパク質に再合成されるもののほか、個々のアミノ酸が結合せずに血液や細胞内に存在しているアミノ酸があり、これを「遊離《ゆうり》アミノ酸」と呼ぶ。

オルニチンは、この遊離アミノ酸のひとつで、肝臓で有毒なアンモニアを分解・

解毒する役目を担っている。肝臓の代謝や解毒に働くことから「二日酔い予防」の成分として知られるが、このほかにも、成長ホルモンの分泌を促して体の機能を活性化させたり、肌のターンオーバー（新陳代謝）を促すなど、美肌効果も期待できる。

オルニチンを豊富に含む食品といえば「シジミ」だが、じつは**シジミよりオルニチン含有量が多いのが、シメジなどのキノコ類**。

シジミ100gあたりのオルニチン含有量は、10〜15㎎。それに対して、ブナシメジは140㎎、ブナピーは110㎎。シジミの7〜9倍も多いという。

しかし、シジミも負けていない。ある調理法で、オルニチンを増やすことができるのだ。方法はいたって単純。食べる前に冷凍するだけだ。**生のシジミと、冷凍したあとシジミを比較したところ、オルニチンが8倍も増えたというデータがある。**

ただし、冷凍シジミで味噌汁をつくるときは、沸騰したお湯に入れるのがポイント。通常、シジミやあさりなどの貝は、水から加熱したほうがダシが出て美味しくなる。

しかし、冷凍した貝を水から煮ると、溶け出したドリップで生臭くなってしまうので、最初から熱湯に入れたほうがよい。

夏野菜のスイカに含まれる〝冷え改善〟成分とは?

甘くジューシーな夏野菜、スイカ。そのスイカには、ビタミンA、ビタミンCなどのビタミン類のほか、体内の余分なナトリウムを排出するカリウムが豊富に含まれ、高血圧や腎臓病の予防、むくみの改善に役立つといわれている。また、暑さで汗を大量にかいたときは、スイカに塩をふって食べれば、スポーツ飲料がわりになる。塩分や糖分、水分を一度に補給できるので、熱中症予防にもおすすめだ。

一般に、スイカは体を冷やす野菜と思われているが、これとは正反対の〝あたため効果〟を期待できることをご存じだろうか。

スイカに含まれるアミノ酸の一種「シトルリン」という成分に、手足の冷えを改善する効果があるといわれているのだ。

手足の冷えの原因は、ひと言でいえば血管の収縮にある。血管が縮めば血流が滞《とどこお》り、血液が末端まで届きにくくなるが、スイカに含まれるシトルリンには、血管を広げて血流を改善する効果が期待できる。

ただし、シトルリンがより多く含まれているのは、赤い部分ではなく、ふだんは捨てている白い部分。あの白い部分には味にほとんどクセがないので、白い部分を千切りにして肉や野菜と炒めたり、サラダやスープの具にするなど、さまざまな料理にアレンジできる。

猛暑が続く近年は、暑さ対策ばかりに意識が向きがちだが、エアコンの使い過ぎで手足が冷えている人も少なくない。そんなときこそ、旬のスイカを使った血流改善レシピを試してみてほしい。

若い人も要注意！〝スマホ老眼〟を食から予防するには？

いまや生活に欠かすことのできないスマートフォン。しかしスマホの使い過ぎによって起きる現代病「スマホ老眼」が若年層にも広がり、問題になっている。

スマホ〝老眼〟といっても、加齢によって起きる症状とは異なる。加齢による老眼は、レンズの役割を果たす水晶体が弾力を失い、近くのものにピントが合わなくなる状態のこと。

それに対してスマホ老眼は、長時間、スマホ画面を見続けることで、近くにピントがあったまま戻りづらくなる状態。近距離をみるときに使う「毛様体筋《もうようたいきん》」を酷使《こくし》することで、一時的に〝近視化〟してしまうのだ。

さらにブルーライトの影響や、パソコンより小さい画面をみることで目に疲労がたまり、かすみ目、ショボショボ、ドライアイなどの不調も起きやすい。スマホに限らず、毎日パソコンを使っている人も、眼精疲労は知らず知らずのうちにたまるので注意が必要だ。

疲れ目によいといわれる食べ物では、「ブルーベリー」がよく知られているが、これはブルーベリーに含まれるポリフェノール「アントシアニン」が、網膜へと栄養を運ぶ毛細血管の働きを促す作用があるからだ。しかし、目のためにブルーベリーを大量に摂るのも、なかなかたいへんである。

そこで、**〝目のビタミン〟といわれる「ビタミンA」を食事で積極的に摂るといい。**ビタミンAは、レバー、うなぎ、卵など動物性食品に多く含まれている。また、体内に入るとビタミンAとして働く「カロテン」は、ホウレンソウ、ニンジン、カボチャ、トマトなどの緑黄色野菜に多い。

それ以外では、ナッツやアジやサバなどの青魚を摂るのもおすすめ。ナッツなどの**ビタミンEは白内障の予防に、青魚に含まれるDHAは目の粘膜を保護する働き**がある。

がん予防に役立つ「デザイナーフーズ」の頂点は?

日本人の死亡原因のトップは男女ともに「がん」。部位別にみると、男性は1位が肺がん、次いで胃がん、肝臓がん、大腸がんの順、女性は1位が大腸がん、次いで胃がん、肺がん、膵臓《すいぞう》がんとなっている。

いまや日本人の2人に1人はがんになる時代、食生活の見直しなどでなるべく予防したいが、がん細胞ができる要因はひとつではない。喫煙、飲酒、食生活、生活習慣、ストレス、紫外線、ウイルスなどさまざまな要因が関係する。

むろん栄養面だけに気をつければ防げるというものでもないが、意識して摂りたいのが、がん予防に役立つといわれる「デザイナーフーズ」だ。

これはアメリカ国立がん研究センターが、長年の研究データに基づき、**ガン予防に効果のある植物性食品40種類をピックアップし、効果の高い食材を頂点に「デザイナーフーズピラミッド」として発表したものだ。**

ピラミッド上位の食材は、ニンニク、大豆、キャベツ、ショウガ、ニンジン、セロリ、甘草《かんぞう》など。その下には、ターメリック、タマネギ、玄米、全粒小麦、亜麻《あま》、

デザイナーズフーズピラミッド

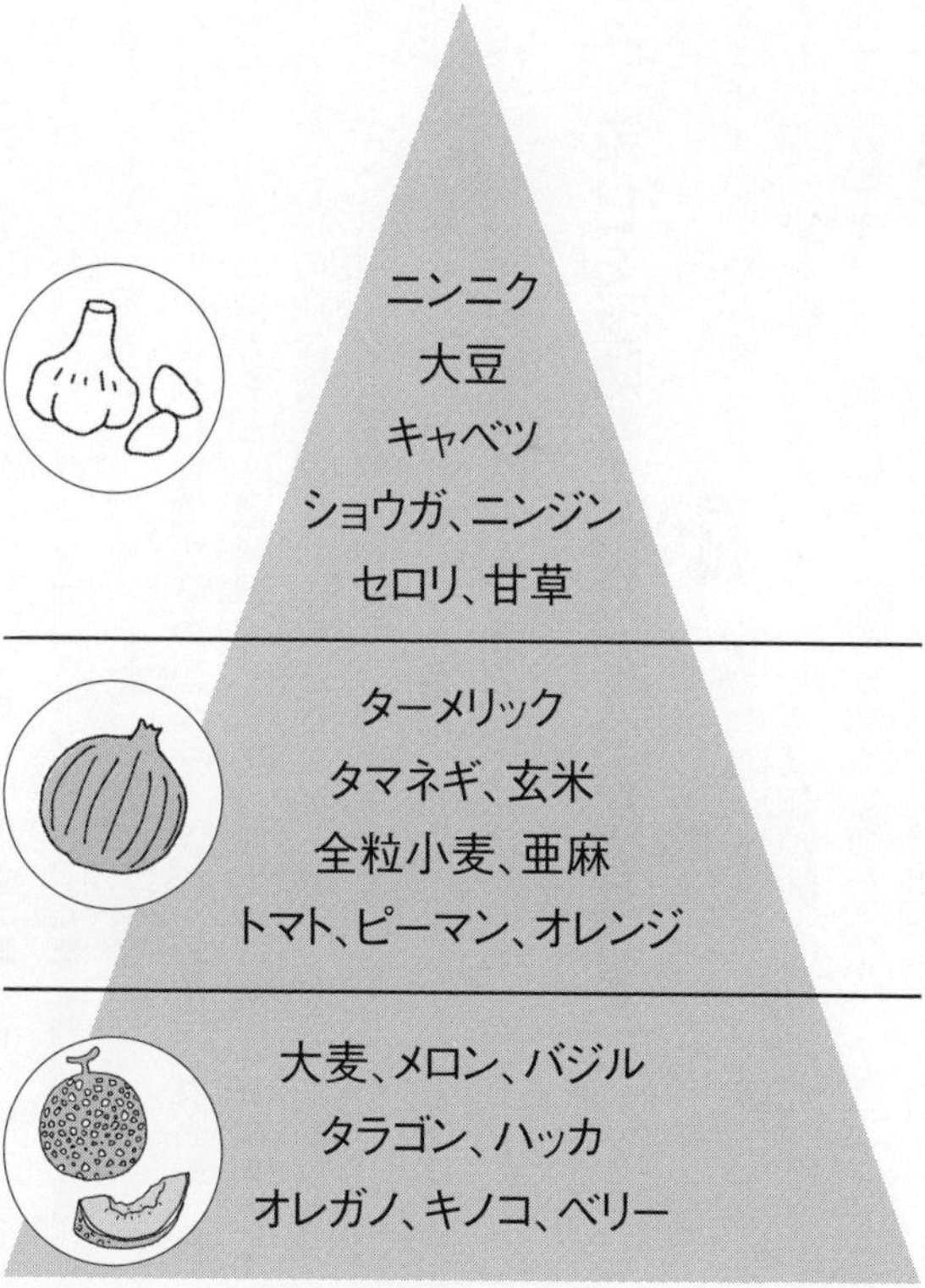

トマト、ピーマン、オレンジ（ほか柑橘《かんきつ》類）など。ピラミッドの下位に入っているのは、大麦、メロン、バジル、タラゴン（エストラゴン）、ハッカ、オレガノ、キノコやベリー類などとなっている。

なかでも、ピラミッドの頂点に位置するのがニンニクだ。健康食材として誰もが知っている野菜だが、臭いのもと「硫酸アリル」には強力な抗酸化作用があり、老化や病気を引き起こす活性酸素を除去する働きがある。また、ニンニクに含まれるセレンにも、がんの原因となる過酸化脂質を分解する働きがある。

デザイナーフーズは、がん予防以外にも、健康に役立つ栄養を含む野菜や果物ばかり。ピラミッドを参考に、野菜不足や生活習慣病の予防にも、積極的に食べたい。

肌荒れ、ニキビを予防する成分が入った食品は？

青春のシンボルといわれるニキビだが、なかには大人になって、突然ニキビに悩まされる人もいる。いわゆる「大人ニキビ」と呼ばれる肌トラブルだ。

思春期にできるニキビは、皮脂の過剰分泌がおもな原因だが、大人ニキビの場合は、原因はもっと複雑で厄介だ。季節の変わり目による温度変化や精神的ストレス、

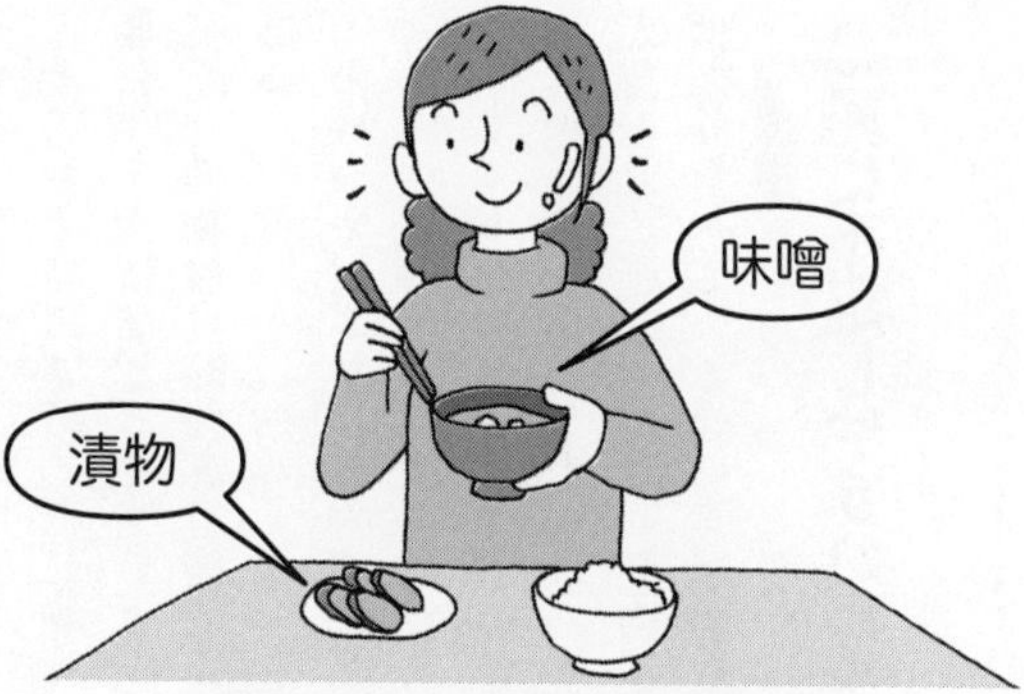

肌荒れ、ニキビには植物性乳酸菌を摂る

ホルモンの影響、食生活、紫外線などさまざまな要因が絡み合って発生するといわれている。

また、肌トラブルは腸内環境とも密接な関係があることが明らかになっている。「肌は内臓を映す鏡」ともいわれるように、腸内環境が悪化して排便障害や便秘になると、肌荒れを起こしたりニキビができやすくなったりするというわけだ。

そこでいま、大人ニキビの予防に注目されているのが、**植物由来の乳酸菌**だ。ヨーグルトに含まれる乳酸菌は動物性。それに対して植物性乳酸菌は、日本の伝統的な漬物、味噌、キムチなどに含まれている。その一種が「ラブレ菌」で、京都の漬物「すぐき」から発見されたことで知られている。

では、植物性乳酸菌は、肌にどう働くのだろうか？

そのメカニズムはまだじゅうぶんには解明されていないが、植物性乳酸菌には大腸に生きたまま届きやすいという特徴から、腸内環境を整える作用が高いという。実際、**植物性乳酸菌を継続的に摂取したところ、ニキビが改善したというデータもある。**

とはいえ、ニキビ改善効果が期待できるのは「植物性乳酸菌だけ」というわけではない。腸内から肌環境を整えるには、動物性乳酸菌、食物繊維が豊富な野菜、キウイフルーツやバナナなどの便通によい果物をバランスよく摂ることが大切だ。

植物性乳酸菌が、本当にニキビなどの肌トラブルにいいかどうかは、今後の研究が待たれるところだが、腸内環境を整えるため、ひいては美肌のためにヨーグルトばかり食べている人は、植物性乳酸菌に目を向けてみてはいかがだろうか。

夏に不足しやすいビタミンB群を補充して夏バテを防ぐには？

食べた栄養素をエネルギーに変える役割をもつビタミンB群。不足すると疲れやすくなり、重度の場合は命を落とす可能性もある。

日露戦争で命を落とした兵士のおよそ半数がビタミンB_1欠乏症、いわゆる「脚気《かっけ》」だったといわれている。白米しか食べていなかったためにビタミンB群が不足し、神経障害や筋力の低下で心不全を引き起こしたのが原因だという。

栄養素の代謝に必要なビタミンB群は、人間が生きているだけでも減っていく。たとえ寝ているだけでも、人間の脳や内臓は休むことがない。この働きを「基礎代謝」と呼ぶが、ビタミンB群は基礎代謝に欠かせないため、食事でバランスよく摂取することが大切なのだ。

とくに**ビタミンB群が不足しやすいのが夏**。ビタミンB群は水溶性のため、**炎天下を歩いたりして汗をかくと、汗とともに流出してしまう**からだ。また、精神的な緊張やストレスが続くと脈拍や脳血流が変化するが、これらの働きを調節するためにも消費されている。

さらに夏といえば冷たいビール。ビタミンB群はアルコールの代謝にも消費されるので、健康的にアルコールを楽しむためにも、枝豆や冷ややっこなど、おつまみでビタミンB群を補うよう工夫するようにしたい。

ビタミンB群には、B_1（サイアミン）、B_2（リボフラビン）、ナイアシン、パントテン酸、B_6（ピリドキシン）、B_{12}（シアノコバラミン）、B_{13}（オロット酸）、B_{15}（パンガミン酸）、ビオチン、コリン、葉酸、イノシトール、ＰＡＢＡ（パラアミノ安息香酸《あんそくこうさん》）がある。これらは相互に作用しあって機能するため、バランスよく摂ることが大切。とくに消耗が激しい夏場は、サプリメントで補うのもおすすめだ。

痛風の原因「プリン体」の少ない料理を選ぶには？

血液中の尿酸の濃度を示す「尿酸値《にようさんち》」。健康診断で、「尿酸値が高いので、医療機関で受診するように」と指摘された経験がある人もいるだろう。

尿酸とは、食品から摂る、あるいは体内でつくられる「プリン体」が分解されたあとに残る老廃物のこと。プリン体が肝臓で分解されると「尿酸」となり、尿や便として排泄される。

尿酸は、健康な体内ではつねに一定量が保たれている。一日に生産される尿酸量はおよそ７００㎎。排泄量もおよそ７００㎎で、このバランスが保たれていれば問題はない。

ところが、なんらかの原因によって尿酸が排泄されなくなると、血液中の尿酸濃度が高まる。これが「高尿酸血症」と呼ばれる状態だ。

高尿酸血症は、痛風《つうふう》や尿路結石《にょうろけっせき》の原因になるので、尿酸値を上げないよう、食生活では「プリン体」を多く含む食品を避けることが大切だといわれている。ところが厄介なことに、プリン体は植物性・動物性に限らずどんな食品にも含まれているだけでなく、健康によいといわれる食べ物に多く含まれている場合も少なくない。

とくにプリン体が多いのは、**レバーなどの内臓、魚の干物、エビ、あん肝、ウニ、干しシイタケなど**。とはいえ外食では、高プリン体食品だけをピンポイントで避けることは難しい。

そこで、プリン体控えめの外食メニューを選ぶコツ。たとえば中華料理なら、エビのチリソースより、レバニラ炒めのほうがプリン体は控えめだ。

高尿酸血症を防ぐには、一日のプリン体摂取量は400㎎まで。ところがエビのチリソース（一食）にはプリン体が約280㎎、レバニラ炒めは220㎎含まれている。

エビもレバーもプリン体の多い〝要注意食材〟だが、レバニラ炒めのように野菜でかさ増しした料理のほうが、プリン体の摂取を抑えることができる。

では、野菜がたっぷり入った酢豚はどうかというと、こちらも要注意。糖分の摂り過ぎによっても尿酸値は上がってしまうからだ。酢豚より、甘味の少ないマーボー豆腐を選んだほうがいい。

プリン体はビールに多く含まれているため、最近ではプリン体を軽減したビールも販売されているが、より問題なのは尿酸値を上げるアルコールの摂取量。プリン体が少ないビールでも大量に飲めば意味がない。酒量を減らすことが大切だ。

動脈硬化を予防する〝筋肉成分〟とは

命にかかわる深刻な疾病を引き起こす血管の病気「動脈硬化」は、いわば血管の老化。動脈が傷みはじめるのは40代といわれ、年齢を重ねるごとにしなやかさが失われていく。

ただし、動脈硬化の原因は、加齢によるものだけでない。糖尿病、高血圧、喫煙などさまざまな原因が重なって進行する。

なかでも動脈硬化を進行させてしまうのが、いわゆる悪玉コレステロール。脂肪分の多い脂っこい食事などを摂り続けると、血中で脂肪が固まって血流の流れが悪くなる。これが「血液ドロドロ」と呼ばれる状態だが、さらに血管内に脂肪の塊《かたまり》（プラーク）がこびりつくと、心筋梗塞や脳梗塞を発生させる原因となるのだ。

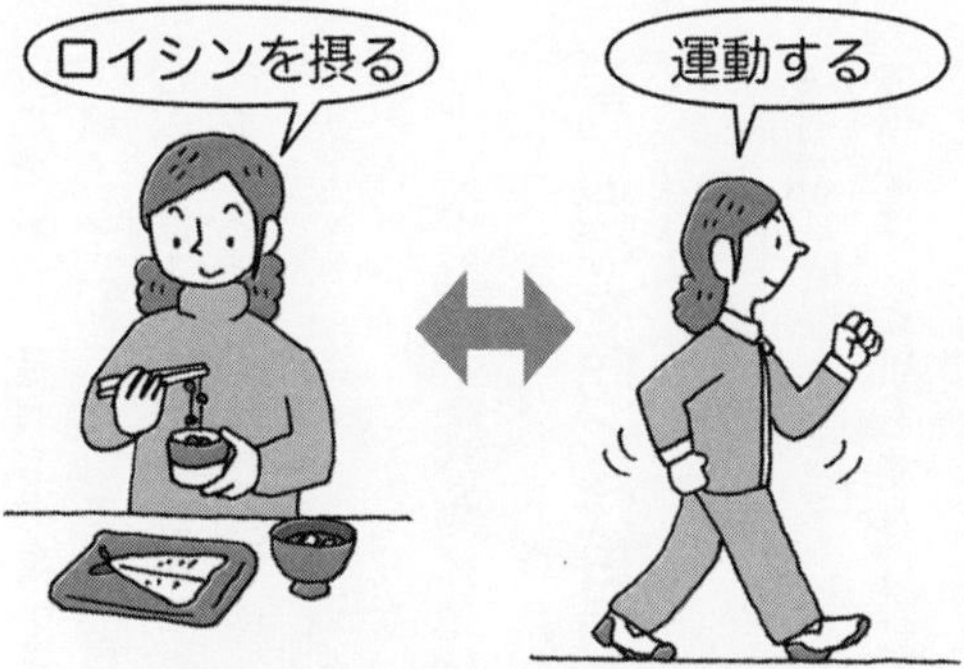

血管を若く保つには筋肉が重要。そのためには、タンパク質の合成を促すロイシンを摂る

そこで、血液ドロドロを改善する食材に注目が集まった。よく知られているのは、タマネギや魚の油（脂肪酸）であるＤＨＡなど。普段から、積極的に食べている人も少なくないだろう。

しかし、血液サラサラ食材だけを食べていても、血管そのものを若返らせてくれるわけではない。意外な話だが、最近の研究によると、**血管を若く保つためには、じつは「筋肉」が重要な働きをする**ことがわかってきている。

むろん、加齢によって筋力も衰えていくのは当然だが、たとえばウォーキングなど無理のない運動で筋肉をしっかり保っていれば、悪玉血糖などのエネルギーの消費を促して、高血圧のコレステロールや中性脂肪の減少、改善、さらに血管のしなやかさを保てることがわかってきた。

そこで最近、注目されているのが、タンパク質に含まれている必須アミノ酸の一種、ロイシンという栄養素。**ロイシンは筋肉をつくる材料になるだけでなく、筋肉の合成を促すために欠かすことができない。**

ロイシンを多く含む食材は、豆腐、油揚げ、納豆などの大豆製品、卵、乳製品、肉や魚など。人間の筋肉は運動によっていったん壊され、その後、また合成される。そのときにロイシンが足りないと、筋肉がつくられることなく、どんどん衰えてしまう。ロイシンを含む食材をバランスよく摂って、適度な運動を心がけよう。

高血糖を防ぐ注目の食品「ホエイ」とは

血糖とは、血液中に溶け込んでいるブドウ糖のこと。血液中のブドウ糖濃度を示す値を「血糖値」という。

血糖値は、食事をすれば誰でも上昇する。健康な人では、食後でも140㎎／dℓを超えることはほとんどなく、時間が経てば徐々に下がっていく。

この血糖値を一定に保つために重要な働きをしているのが、膵臓から分泌されるインスリンというホルモンだ。このインスリンがじゅうぶんに分泌されなかったり、働きに問題が生じたりすると、ブドウ糖が筋肉や脂肪に吸収されずに血液中にとどまってしまう。これが「高血糖」と呼ばれる状態だ。

高血糖は、糖尿病を引き起こすことが知られているが、じつは糖尿病だけでなく、がんや認知症のリスクを高めるともいわれ、すでに血糖値が高い人は、高血糖を防ぐ生活を心がける必要がある。

食生活では、「カロリーを摂り過ぎない」「糖分の吸収をゆるやかにしてくれる食物繊維をしっかり摂る」「塩分を控えめにする」などが知られているが、最近「**ホエイがインスリンの分泌量を高める**」という研究がヨーロッパの糖尿病学会で報告され、注目を集めている。

ホエイは「乳清《にゅうせい》」とも呼ばれ、ヨーグルトやチーズをつくるさいにできる水溶液のこと。チーズは牛乳に含まれる成分を分離させてつくられるが、その過程で液体となって抽出される副産物がホエイである。

研究では、ふだんから血糖値が高い人たちにホエイを摂取してもらったところ、インスリン量が増加し、血糖値が正常値に近い数値にまで下がったと報告している。

ホエイが最も多く含まれる乳製品はリコッタチーズだが、安価で購入できるヨーグルトにもホエイが豊富に含まれている。

ヨーグルトの表面にうわずみ液がたまっているのをみたことがあるだろう。このうわずみ液こそホエイの正体だ。乳糖やタンパク質が豊富に含まれているので、捨てずにしっかり摂るようにしたい。

冷えから子宮の健康を守る、女性に大切な食材は？

昔から「女性はお腹を冷やしてはいけない」といわれるのは、お腹＝子宮が女性にとって大切な臓器だからだ。赤ちゃんを育てる子宮には、栄養をじゅうぶんに送り込むため、多くの血液が流れ込んでいる。その流れが滞《とどこお》ると子宮が冷えて柔軟性を失い、生理痛の悪化、ホルモンバランスの乱れ、代謝や免疫力など体全体の機能も低下してしまう。

女性の体は、生理周期によって骨盤が開閉したり、子宮や筋肉が収縮・弛緩《しかん》をくりかえしている。周期によって体にも心にも変化が起きるため、毎日の食事から子宮の健康を守る栄養を意識して摂りたい。

まず、心身ともに不快な症状が最も多くあらわれるのが生理前。子宮が冷えて血流が滞っていると、イライラ、むくみ、便秘といったＰＭＳ（月経前症候群）の症状も悪化しやすい。また、この時期は不思議と甘いものが食べたくなることがある。それは、糖質にイライラや不安を軽減する「セロトニン」の生成を助ける働きがあるからだ。**食欲が暴走しそうになったときは、セロトニンの材料となるトリプトファンとビタミンB_6を含むバナナがおすすめだ。**バナナには、むくみの解消に役立つカリウムも豊富に含まれている。

一方、生理中は経血を体外に押し出すため、骨盤が大きく開き、子宮は収縮する。ホルモンの影響で体温が下がり、体も冷えやすい。そんなときに食べたいのは、サンマ、イワシ、アジなどの青魚。**青魚に含まれるＥＰＡは血液をサラサラにしたり、血液の循環を促したりする働きがあり、子宮のうっ血や冷えから体を守ってくれる。**また、ＥＰＡは子宮が過剰に収縮するのを防ぐ作用があり、生理痛を緩和《かんわ》する効果も期待できるという。

生理後には、女性の体は排卵へ向けて子宮内膜《ないまく》を厚くしていく。子宮内膜の再生にはタンパク質と、その合成を助ける「亜鉛」が必要となる。亜鉛は牡蠣《かき》に多く含まれているが、鉄分も一緒に摂れる牛肉やレバー、ウナギ、ナッツ類もおすすめだ。

お酢のパワーで血圧上昇を抑えるには？

疲労回復や、血圧・血糖値の上昇を防いだり、脂肪燃焼を促してダイエットにもよいといわれる「お酢」。

多彩な健康効果のなかでも、酢に含まれる**酢酸《さくさん》が血管を広げ、血圧上昇を抑える**効果があることは、実験でも実証済みだ。

血圧の高い人に毎朝大さじ1杯の酢を摂ってもらい、血圧の変化を測定したところ、当初150㎜Hg以上あった血圧が、8週間後には140㎜Hg台前半まで低下したという。

しかし、酢の効果は持続しない。被験者が、実験後にお酢の摂取をやめたとたん、すぐに血圧がもとの数値に戻りはじめてしまった。したがって血圧を下げるには、毎日、お酢を継続的に摂り続けることが必要になってくる。

お酢はそのまま飲むと、歯のエナメル質を溶かす恐れがあり、胃腸への刺激も強く負担をかけてしまう。一日に大さじ1杯の酢を、水などで5倍以上に薄めて飲むといいだろう。

とはいえ、お酢を毎日飲み続けるのは、とくに酸っぱいものが苦手な人にとっては難しいはず。お酢は加熱しても成分が失われにくいので、スープや炒め物など、料理と一緒に摂取したほうが効率的だ。

血圧を下げる食事療法「DASH食」のススメ

日本人が一日に摂取している食塩量は、成人男性で10・9g、成人女性で9・2g。高血圧を予防するには、一日6g以下が目標とされているが、減塩を心がけていても、知らず知らずのうちに塩分過剰に陥っている人が多いことがわかる。

「DASH食」は、塩分過多になりがちな人に有効といわれる注目の食事療法だ。Dietary Approaches to Stop Hypertension（高血圧を止める食事法）の略で、アメリカで研究され、高い成果を上げている。

むろん、日本とアメリカでは食文化の違いはあるが、いまの日本の食生活はアメリカと同様、カロリーオーバーや脂肪の摂り過ぎが目立つ。そこで、アメリカ生まれの食事療法が、日本でも取り入れられつつあるというわけだ。

DASH食は、カリウム、カルシウム、マグネシウム、食物繊維、タンパク質を積極的に摂る一方、砂糖、脂肪（飽和脂肪酸）、コレステロールを避けるというもの。

簡単にいえば、「体によいものを多く食べ、よくないものは減らそう」という考え方で、じつにシンプルな食事法でもある。

具体的には、**果物、野菜、ナッツ、魚、鶏肉、全粒粉《ぜんりゅうふん》、低脂肪乳製品を増やし、牛肉、豚肉、砂糖や脂肪分を含むお菓子、砂糖入りの清涼飲料などを避ける。**すると、自然と食事バランスが整い、血圧上昇の予防につながるという。

実際、普通食とDASH食を一定期間、食べ比べた実験では、DASH食を続けた場合、最大で最高血圧が10㎜／Hg下がったという結果が報告されている。

DASH食で推奨している栄養素のうち、カリウムを多く含むのは、イモ類、海《かい》藻《そう》、大豆、菜の花、ホウレンソウ、バナナ、スイカなど。カルシウムは、乳製品、小松菜、ごま、小魚、豆腐など。マグネシウムは、アーモンドなどのナッツ類、ごま、納豆、ヒジキ、ワカメ、玄米などに豊富に含まれている。

とくに、日本は欧米に比べて食塩の摂取量が多い。そのため、減塩とDASH食を組み合わせた食事療法をおこなうことで、血圧を下げる効果がより高まるといわれている。高血圧気味の人は、さっそく、実践してみてはいかが？

ストレスやイライラを栄養から抑える知恵

人間にとって、夏の暑さや冬の寒さもストレスのひとつ。その意味でいえば、人はストレスなしには生きられない。だが、日常的にストレスをため込んでいると、心はもちろん、体にも悪影響を及ぼし、恐ろしい病気を招くことになりかねない。

実際、緊張を強いられた状態が続くと、自律神経のバランスが崩れて血圧や血糖値が上がったり、血中脂質が上昇し、動脈硬化になりやすいことがわかっている。動脈硬化が進めば、心筋梗塞《しんきんこうそく》や狭心症《きょうしんしょう》、脳梗塞《のうこうそく》などの発生リスクも高まることになる。

自分にあったストレス解消法をみつけることも大切だが、**栄養面では、ビタミンC、ビタミンB群、カルシウムやマグネシウムを意識して摂る**ことをおすすめする。

まず、ビタミンCは、抗ストレスホルモンと呼ばれる「コルチゾール」の材料となるビタミン。ストレスを感じると、体はストレスに対処するため、一時的に血糖値を上げ、副腎《ふくじん》皮質《ひしつ》からコルチゾールが放出される。その材料となるビタミンCは、ストレスが続くと大量に消費されるため、どうしても不足しがちになるのだ。

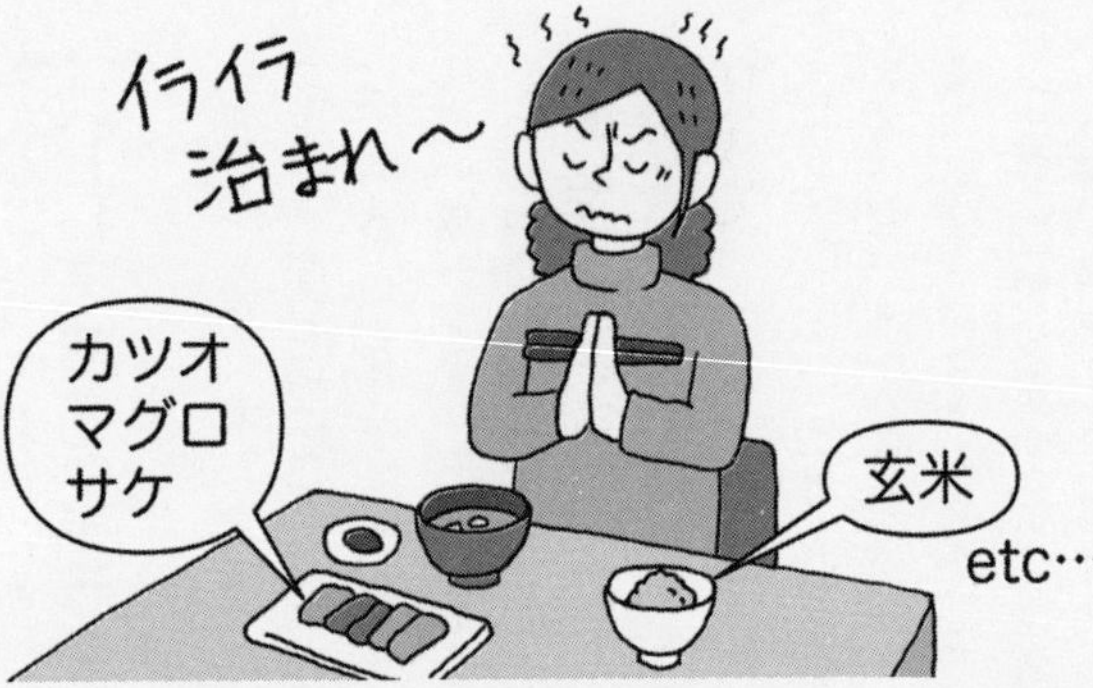

ストレス対策には、ビタミンC、B群、カルシウム、マグネシウムを摂る

同様に、ビタミンB群やタンパク質も、副腎皮質ホルモンとともに消費されてしまう。

食事で補うには、タンパク質とその代謝に必要なビタミンB_6の両方を含むカツオ、マグロ、サケなどの魚や、玄米、小麦胚芽パンなどがおすすめだ。

感情をコントロールするうえでは、カルシウムも積極的に摂りたい。血中のカルシウム濃度が下がると、イライラや不安を感じやすくなるといわれている。

ただ、カルシウムだけを摂ればよいというわけではない。カルシウムを過剰に摂取すると、マグネシウムの働きが阻害されてしまうからだ。マグネシウムも、カルシウムと同様、骨の形成にかかわるミネラルで、不足すると疲れやだるさ、イライラなどの症状があらわれる。

理想的なバランスは、「カルシウム2に対して、マグネシウム1」。マグネシウムは、アーモンドなどのナッツ類、魚介類、藻類、野菜、豆などに多く含まれているので、カルシウムとともに積極的に食事に取り入れよう。

免疫力を高める栄養素が豊富な食品は？

免疫力が低下していると、風邪をひきやすくなったり、病気にかかりやすくなる。同じウイルスに接しても、病気になる人とならない人がいるのは、免疫力に個人差があるためだ。

では、どうすれば免疫力を高めることができるのだろうか。

じつは、そのポイントは「腸内環境」にある。というのも、人間の体を守っている免疫細胞の60～70％は腸に存在するといわれている。つまり、腸内環境を良好に保つことで、免疫力の低下を予防することができるというわけだ。

食品では、ヨーグルトや漬物などの発酵食品、オリゴ糖などが、腸によいことが知られている。また、**オクラなどのネバネバ食材**も積極的に摂りたい。オクラのネバネバは、腸内で「酪酸菌《らくさんきん》」のエサとなり、腸の粘膜を修復して免疫機能を高めるのに役立つ。

また、免疫力を高めるには、体に有害な「活性酸素」の発生を抑えることも大切だ。活性酸素は、体内に侵入してきたウイルスなどを除去する働きをもつ一方、なんらかの原因で大量に発生すると、正常な細胞を傷つけ、体を酸化させてしまう。

過剰に発生した活性酸素を除去してくれるのが、抗酸化物質だ。たとえば、**赤ワイン**に含まれるポリフェノール、**ニンジン**などに含まれるβ《ベータ》カロテンの「カロテノイド」、**春菊**《しゅんぎく》に含まれる「フラボノイド」、**緑茶**の「カテキン」、**ブルーベリー**に含まれる「アントシアニン」などもそのひとつ。

食事に取り入れやすいのが**ブロッコリー**。抗酸化物質のカロテンだけでなく、抗がん作用が期待できるスルフォラファン、ビタミンC、葉酸、鉄などのビタミンやミネラル、食物繊維が豊富に含まれている。

免疫力を高めるには、腸によい食品や抗酸化物質だけでなく、体のエネルギーとなる炭水化物やタンパク質もあわせて摂ることが必要となる。

バランスのよい食事に加えて、じゅうぶんな睡眠と適度な運動を取り入れる。これが、免疫力を高める一番のポイントといえる。

胃もたれに食べ物で対処する〝合わせ技〟

20代のころは何を食べても平気だったのに、近頃はすぐに胃がもたれてスッキリしない……とボヤく中高年は少なくないだろう。

胃もたれは、一時的に胃が弱っている場合だけでなく、加齢によっても起きる。年齢を重ねることで消化機能が徐々に衰えるからだ。さらに、胃にピロリ菌が潜んでいる人は、長い間に胃粘膜が傷つけられてしまう。そのため、胃もたれのほか、胃痛、下痢なども起きやすくなる。

若い世代でも、暴飲暴食が続けば、消化機能が低下する。いずれの場合も、痛めた胃の粘膜を再生するには、タンパク質、ビタミン、ミネラルをバランスよく摂ることが大切だ。

なかでも、胃に**キャベツ**がよいことは、昔から知られている。薬の名前にもなっている「キャベジン」は、キャベツから発見されたビタミン（ビタミンU）で、胃の粘膜を修復する作用がある。

キャベツ以外では、**大根、ヤマイモ（ナガイモ、ヤマトイモなど）、カブ**などがおすすめの食材だ。これらの野菜には、食事で摂ったデンプンや糖を消化しやすくする「ジアスターゼ」と呼ばれる消化酵素が含まれている。食べるときは、生で食べるのが効果を発揮するコツ。ジアスターゼは熱に弱いので、キャベツの千切り、大根おろし、とろろなどにするとよい。

そのほか、胃液の分泌を促すビタミンB_1や、胃粘膜の再生に必要なタンパク質をしっかり摂るようにしたい。ただし、脂肪の多い肉や魚は消化しにくく、弱った胃には負担になってしまう。胃を休ませるためにも、低脂肪で高タンパクの白身魚、鶏のささみ肉、豆腐などから摂るようにするといいだろう。

消化のよい食べ物を選ぶだけでなく、胃を守る調理法も意識したい。たとえば主食なら、おかゆや雑炊、温かいうどんなど、胃にやさしい調理法を。

フライや天ぷらなど油を使った調理や、ニンニク・唐辛子《とうがらし》のような刺激の強い食材を避けるのも、スムーズな消化を助け、胃を守ることにつながる。

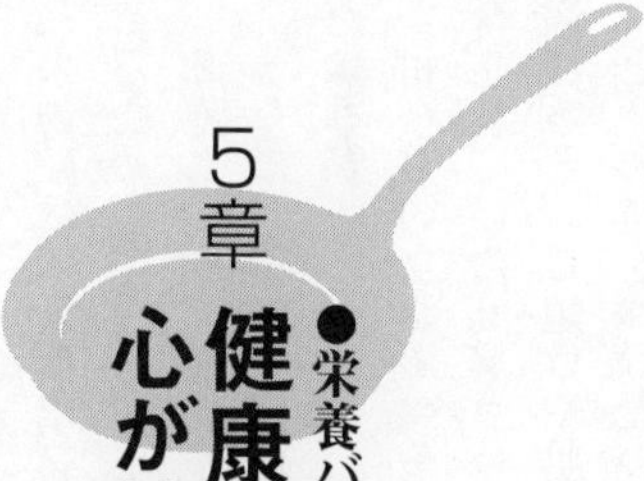

5章

●栄養バランスを賢く取りたい！…

健康・美容のために心がけたい食習慣の知恵

朝食の柑橘類がシミの原因になる?

「朝の果物は金、昼は銀」という言葉を聞いたことはないだろうか。この言葉は、フルーツは朝に食べるのが最も体によい、という昔ながらの教えである。

果物には、果糖やブドウ糖などエネルギーに変換されやすい糖分がたっぷり含まれるため、朝食べることで、体が活動するためのエネルギーをすばやく供給できる。

しかし、朝に食べる果物の種類は、なんでもよいというわけではない。

とくに、美容のためにフルーツを摂っている人は、柑橘《かんきつ》類を食べる時間に注意したほうがいい。

柑橘系のフルーツや、一部の野菜には「ソラレン」という光毒性をもった成分が含まれている。**ソラレンは紫外線を吸収する性質があるため、食べてから紫外線を浴びると、日焼けや肌荒れ、シミなどの原因になる**ことが指摘されているからだ。

とくに気をつけたいのが、紫外線量が増える5~8月にかけて。一日のうちで、日差しは午前10~午後2時ごろにかけて最も強くなる。

食べ物から摂取したソラレンは、2時間ほどで全身に行きわたるため、その時間帯にソラレンが活性化していると、日焼け止めでUV対策をしていても、紫外線リスクが高まってしまう。

ソラレンを含むフルーツは、オレンジ、ミカン、レモン、グレープフルーツ、アセロラ、キウイ、イチジクなど。朝に食べるなら、リンゴやバナナのほうが安心といえそうだ。

タンパク質を太りにくい食材で摂る知恵

肥満予防のために、脂肪分はあまり摂りたくないが、ただエネルギーを減らす食事では筋肉が落ちて健康的とはいえない。そんな人におすすめのヘルシー食材が、かまぼこ、はんぺん、ちくわなどの水産練り加工品。

練り物は、魚肉をすりつぶし、調味料を加えて形を整え、加熱して凝固《ぎようこ》させたもの。スケソウダラなどの白身魚がおもな原料だが、つみれのように赤身魚を使っているものや、イワシやサバなどの魚を原料につくられる灰褐色《はいかつしよく》の黒はんぺんなどもある。

その練り物、じつは卵と変わらないほどのタンパク質が含まれている。１００g

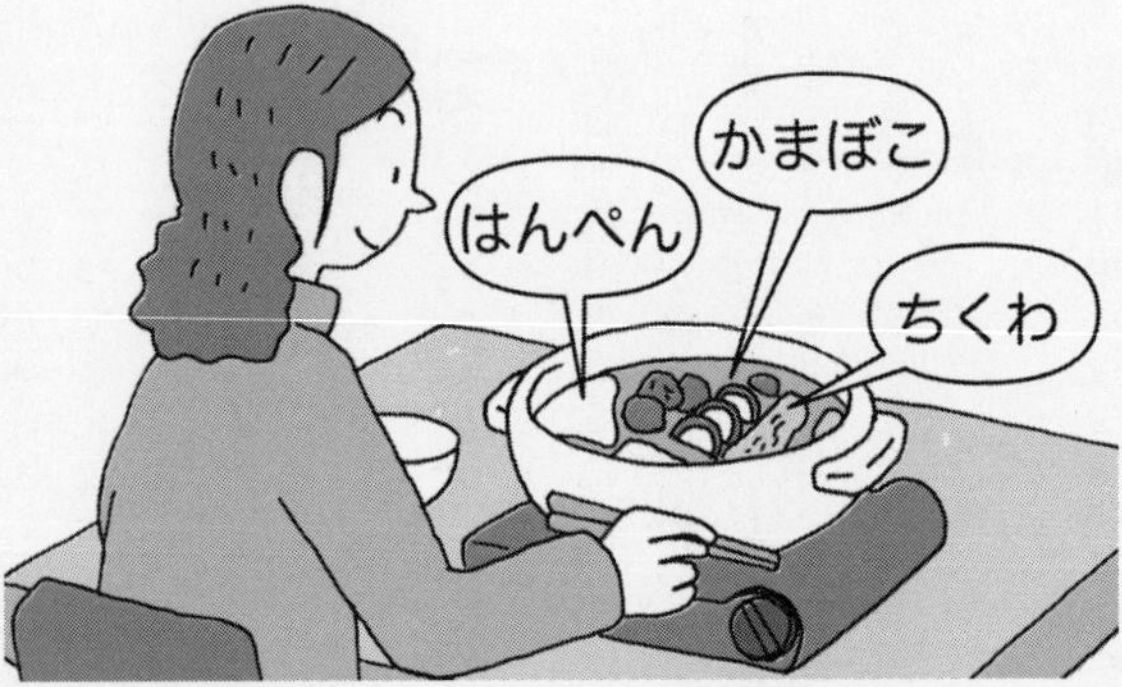

肥満を避けつつタンパク質を摂りたければ練り物を

当たりの栄養価を比較してみると、卵（可食部）のタンパク質量は12・3g、それに対して蒸しかまぼこは12・0g、さつま揚げが12・5g、つみれは12・0gと、ほぼ同じである。脂肪分では、卵100g当たり10・3gだが、蒸しかまぼこは0・9g、はんぺんも1・0gと格段に脂肪量が少ないことがわかる。

また、卵にはカルシウムも豊富に含まれているが、**さつま揚げやつみれはなんと卵よりも多くのカルシウムを含んでいる**のだ。

丸ごと魚の栄養を摂れるという点では缶詰も優秀だが、たとえば、サバの水煮缶詰の場合、脂質は22・6g、エネルギーは309kcalあり、「太らない食材」という点では、練り物のほうが低脂肪・低カロリーである。

近年では、面倒な魚の下処理などが敬遠され、魚離れが進んでいるといわれるが、練り物は調理する手間がかからず、魚の良質なタンパク質が手軽に摂れるのもメリットだ。

食卓の主役級とまではいかない練り物だが、弁当に入れたり、酒の肴《さかな》にしたり、煮物やおでん鍋に加えるなど、使い勝手がよいのも魅力。タンパク質豊富なダイエットフードとして賢く利用したい。

抜け毛や白髪予防にはクロマグロ、サンマ、ブリがいい!

魚の油に含まれる健康成分「DHA」に注目が集まったのは、1980年代後半のこと。DHA(ドコサヘキサエン酸)が人間の脳や網膜《もうまく》などの神経系に豊富に含まれていることから、とりわけ成長期の子供の脳に役立つ「脳の働きをよくする成分」として脚光を浴びた。

現在も、EPAと並んで健康効果の高い成分として広く認知されているDHAだが、「脳によい」だけでなく、じつは抜け毛予防、白髪予防に効果があることをご存じだろうか?

栄養成分の効果について説明する前に、まずは抜け毛・白髪の原因について触れておこう。

まず、男性の薄毛の原因は、加齢によって男性ホルモンが減少することにある。ホルモンが減少すると、毛根の生まれ変わるサイクルが遅れ、毛がしっかり成長する前に抜け落ちてしまう。これが薄毛の大きな原因だ。

一方女性の場合は、加齢によって毛根が衰え、髪の一本一本が細くなったり、ハリが失われたりしてボリューム感がなくなり、結果として薄毛にみえてしまうことも多い。

それぞれ薄毛の原因は異なるが、男女とも毛髪の健康には「毛包《もうほう》」が深くかかわっている。毛包とは、毛根を包み込んでいる細胞で、発毛を促す役割を担っているのだが、**DHAには、毛包の働きをスムーズにする作用があること**がわかっている。

では、毛包の健康を保つDHAを多く含むのは、どんな魚だろうか。

可食部100g当たりのDHA含有量で比較すると、1位がクロマグロ（脂身）の3200㎎、2位はサンマ（皮なし刺し身）の2800㎎、3位がブリの1700㎎。旬の時季には栄養素も豊富に含まれるので、旬を意識しながら積極的に食べて「育毛」しよう。

炒った米糠をおかずに混ぜて、米糠美人に！

米糠は、タケノコのあく抜きや糠漬けに利用するもので、〝食べるもの〟という印象は薄い。しかし、捨ててしまいがちな米糠には、意外なほど多彩な健康効果があるのだ。しかも、食事と一緒に美味しくその栄養を摂取することができる。

米糠は、玄米から白米に精米したときに出る果皮、種皮、胚芽などのことで、いわば精米後に出る「カス」だが、そのなかに**玄米の９割ほどの栄養素がたっぷり含まれている**のだ。

その栄養は、タンパク質、糖質、脂質、食物繊維、カリウム、鉄、亜鉛などのミネラル、ビタミンなど。とくに豊富なのがビタミンB_1、B_2、B_6だ。

さらに注目したいのが、米糠に特有のポリフェノール「**フェルラ酸**」が含まれていること。フェルラ酸は、シミのもととなるメラニンの生成を抑える働きがあり、化粧品の原材料にも配合されている。

また、フェルラ酸はアルツハイマー予防にも期待される成分だ。アルツハイマーの原因物質は「アミロイドβ」と呼ばれる異常なタンパク質だが、フェルラ酸は、

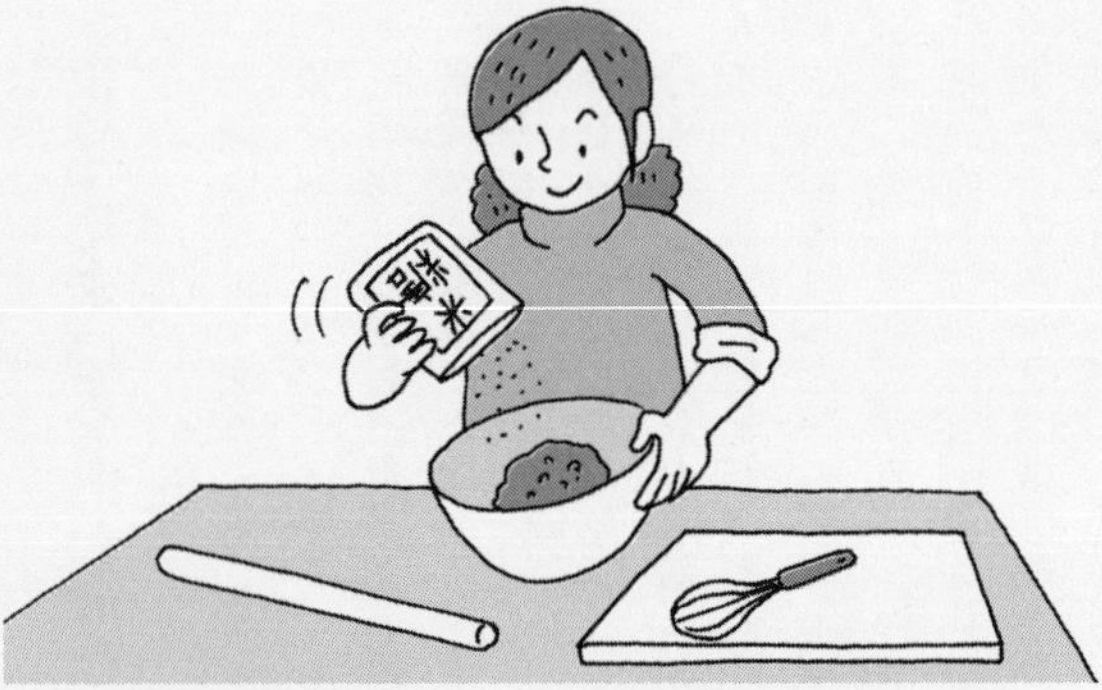

粉状の米糠を炒って、さまざまな食品にまぜて食べよう

これが脳に沈着するのを防ぐ働きがあることが報告されている。

また、**豊富に含まれるビタミンB群**は、糖質、タンパク質、脂質をエネルギーに変換するのに重要な働きを担っている。

そのほか、皮膚粘膜を健康に保って、口内炎などの予防効果もある。

米糠以外の食品では、ビタミンB_1、B_2はウナギやレバー（牛・豚・鶏）など、ビタミンB_6はマグロ、カツオ、卵などから摂取できるが、米糠はこれらの栄養をまとめて摂ることができる。

食べ方は、米糠をフライパンに入れ、中火で数分間、加熱するだけ。保存容器に移して、冷蔵庫で保管すれば、2週間ほど日持ちする。

炒った米糠は香ばしく、味にはクセがないので、ふりかけのようにしてご飯にかけたり、ヨーグルトやパスタソースに加えてもおいしい。納豆やカレーなどパンチの効いた料理に加えると、糠の味はほとんど感じられない。

食用の米糠はスーパーでも売られているが、調味料が入っている「糠漬け用」ではなく、原材料の欄に「米糠」とだけ記されているものを選ぶこと。

アメリカの芸能人たちが有名にした「スーパーフード」とは

スーパーフードとは、ひと言でいえば栄養バランスに優れた健康食品のこと。スーパーフードの概念は、30年以上前にアメリカやカナダで生まれたもので、もとは医学界で、食事療法に取り入れられていた食品のことを指した。

この言葉が一般に知られるようになったのは2000年代に入ってからのこと。健康や美容意識の高いアメリカの俳優やモデルが、食生活にスーパーフードを取り入れたことで話題になり、日本でも知られるようになったのだ。

しかし、どんな食べ物がスーパーフードなのかよくわからない。そんな人のために、日本スーパーフード協会が定めているスーパーフードの定義を紹介すると、以下のようになる。

・栄養バランスに優れ、一般的な食品より栄養価が高い食品であること。あるいは、ある一部の栄養・健康成分が突出して多く含まれる食品であること
・一般的な食品とサプリメントの中間にくるような存在で、料理の食材としての用途と健康食品としての用途をあわせもっていること

この定義に当てはまる食品は多数あるが、日本スーパーフード協会が重要視しているのは、スピルリナ、マカ、クコの実（ゴジベリー）、カカオ、チアシード、ココナッツ、アサイー、カムカム、ブロッコリースーパースプラウト、麻の実（ヘンプ）の10種。

ブロッコリースーパースプラウト以外、馴染みの薄い名前が多いのは、発祥地・アメリカやカナダで評価されている食品だから。

これらを入手するのが難しいという人も、ご安心あれ。日本独自の健康食として、納豆、味噌、麹《こうじ》などの発酵食、玄米、糠、お茶類、昆布やワカメなどの海藻類、梅干し、大豆、小豆などが「ジャパニーズスーパーフード」にラインナップされている。

トマトに含まれるリコピンの吸収率を高める方法

トマトにはビタミンA、C、Eという三大抗酸化ビタミンをはじめ、余分なナトリウムを排出するカリウム、肌荒れを防ぐビオチン、毛細血管を強化するビタミンP、カルシウム、マグネシウムなどのミネラルが含まれている。

トマトにはさまざまな栄養素が含まれているが、やはり注目は赤い色素成分の「リコピン」だ。リコピンはカロテノイドと呼ばれる色素の一種で、高い抗酸化力で生活習慣病を予防し、血管を若々しく保つ働きをもつ。

人の血管は加齢とともに酸化が進むと機能が衰え、血液の流れが滞《とどこお》りやすくなる。これが脳梗塞や心筋梗塞の原因になる動脈硬化だが、トマトに含まれるリコピンは、活性酸素を除去して血管の酸化を防ぎ、動脈硬化を予防する働きがある。

また、リコピンには血管のつまりを防ぐ「善玉コレステロール」を増やす働きももつ。食事と一緒にトマトを一日1個半（300g）、1か月摂取し続けた実験では、摂る前に比べて、血液中の善玉コレステロール濃度が約15％上昇したという結果が報告されている。

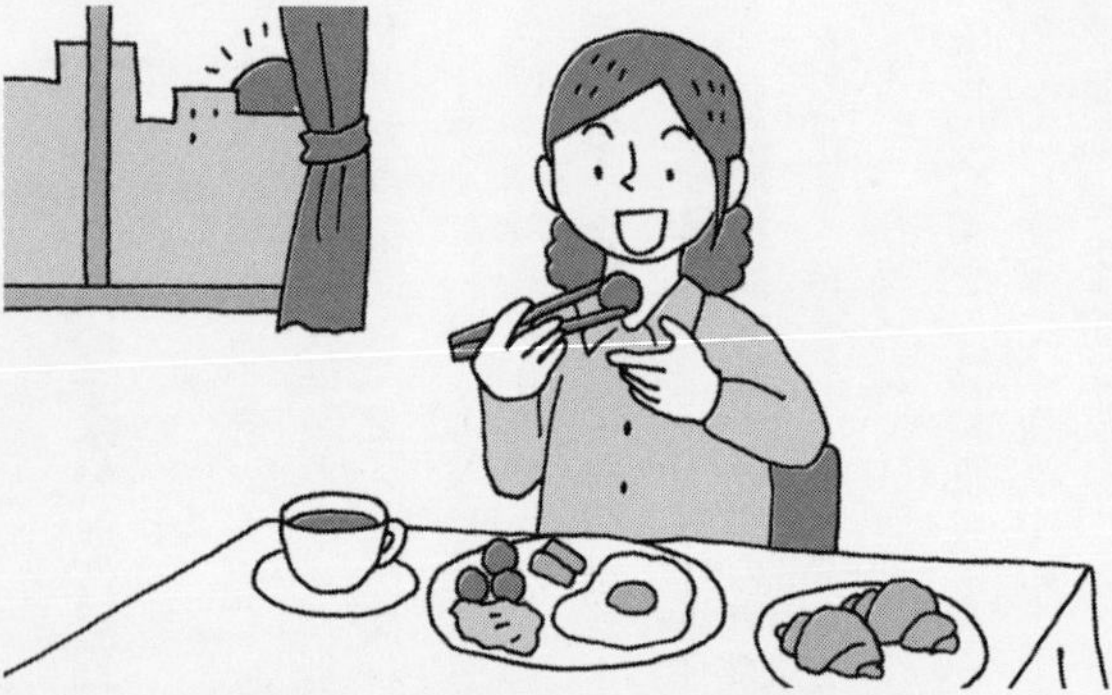

トマトを朝に食べると、リコピンの吸収率が上げる

うれしい働きをもつトマトだが、食べるなら、美味しく、より効率よくリコピンを摂取したいもの。そこで、リコピンを上手に摂取する食べ方を紹介しよう。

まず、トマトを食べる時間は「朝食」がおすすめだ。トマトを「朝」「昼」「夜」それぞれの時間帯に摂取してリコピンの体内への吸収率を調べたところ、**「朝」にトマトを食べた場合、最も吸収率が高まる**ことがわかった。

理由ははっきりしていないが、寝ているあいだは体内に食物が入ってこないため、朝食に食べることで吸収率がより高まるとみられる。

また、リコピンは脂溶性のため、油と一緒に調理すると吸収率を高めることができる。もちろん、生のトマトにオリーブオイルなどの油をかけて食べても悪くはないが、より吸収率をアップしたいなら、**トマトを油炒めにしたり、オリーブオイルをかけたトマトを電子レンジで加熱して食べるのがおすすめだ。**

リコピンは熱に強く、トマト缶など市販品に加工される過程でも分解されずに残る。トマトを食べ続けるのはちょっと……という人は、市販のトマトジュースや、トマトを乾燥させたドライトマト、ケチャップからも摂れる。

トマトなら2個半、トマトジュースならコップ1杯程度が一日の目安。健康効果を実感したいなら、継続することが大切だ。

「まごわ(は)やさしい」を意識すればバランスのとれた食事に！

日本料理の「さしすせそ」といえば、調味料の頭文字をとって、使う順番を語呂合わせにしたもの。

一方、医学博士の吉村裕之氏が提唱している「まごわやさしい（孫は優しい）」は、栄養価の高い食材の頭文字をとって、バランスのいい食事を覚えやすく語呂合わせにした言葉だ。

日本人に馴染み深い和の素材で構成されている「ま、ご、わ、や、さ、し、い」

の7つの食材を意識的に食べることで、ビタミン、ミネラル、食物繊維など、体に必要な栄養素をバランスよく摂ることができる。

・「ま」……**豆類全般**。大豆の加工食品、豆腐や納豆なども含まれる。

・「ご」……**ごま**のこと。多くのミネラルを含むが、とくにカルシウムが豊富。ごまの半分は脂質だが、その多くはリノール酸やオレイン酸などで、血中コレステロールを減らし、動脈硬化の予防にも期待できる。吸収効率を高めるには、すりつぶして食べるのがおすすめだ。

・「わ」……**ワカメ**などの海藻類。タンパク質、カルシウム、カリウム、食物繊維を含み、高脂血症や糖尿病の予防に役立つ。有害物質を吸着して体外へ排出する〝デトックス効果〟も。

・「や」……**野菜全般**。低カロリーでビタミン、ミネラル、食物繊維が豊富な健康食材。一日350gを目標に摂りたい。

・「さ」……**魚全般**。とくに青魚などの脂肪には、血液サラサラ効果、生活習慣病予防、疲労回復に役立つとされるDHA・EPAが豊富。

・「し」……**シイタケ**を含むキノコ類全般。食物繊維が多く炭水化物や脂質が少ないキノコはダイエットにも取り入れたい食品。

・**「い」**……**ジャガイモ、サツマイモ、サトイモ、ヤマイモなどイモ類全般。**ビタミンC、食物繊維、カリウムが豊富で、腸内環境を整える働きや美肌効果も期待できる。

これらの7品目に炭水化物を加えれば、自然とバランスのとれた食事メニューになる。覚えておこう。

腸内の〝善玉菌〟をグンと増やすヨーグルトの食べ方

ヨーグルトに、バナナやキウイなどのフルーツを加えて食べる人が多いだろう。乳酸菌による「腸活」効果と、果物のビタミンCの美肌効果のふたつが叶《かな》う健康的な食べ方だが、さらにその効果をアップするには、生のフルーツではなく、ドライフルーツを入れるのがオススメ。

ドライフルーツは水分が抜けているため、生のフルーツより多くの食物繊維を摂ることができるからだ。たとえば、生のリンゴとドライリンゴの食物繊維量を比較すると、生のリンゴの100g当たりの食物繊維量は1・4g、それに対してドライリンゴは8・7gと、約6倍も多く含まれている。

ヨーグルトにドライフルーツを入れるメリットは、ただ単に食物繊維をたくさん摂れるだけではない。じつはヨーグルトの乳酸菌は、食物繊維をエサにして増加する。そのため、ドライフルーツで食物繊維をたくさん摂ると、**腸内で乳酸菌が増え、いわゆる〝悪玉菌〟を減少させる**効果が期待できるのだ。

近頃ではドライフルーツ人気の高まりから、お馴染みのレーズンやリンゴだけでなく、バナナ、マンゴー、オレンジなど種類も豊富になってきている。

ドライフルーツが固くて食べづらい場合は、あらかじめヨーグルトにドライフルーツを加え、ひと晩寝かせるといい。朝にはヨーグルトの水分をたっぷり吸ってやわらかくなり、本来のみずみずしい味と食感が楽しめる。

健康食材が色でわかる「レインボーフード」とは

世界的に流行しているグルメ「レインボーフード」といえば、文字通り見た目が「虹色」をした食べ物のこと。毒々しいほど色鮮やかなパンやスイーツがインターネットに投稿されると、瞬《また》く間に〝SNS映えする〟と人気に火がついた。

しかし、本項で紹介するのは話題のトレンドグルメとは関係のない、健康増進に役立つ野菜や果物の話だ。

野菜や果物などの植物には、それぞれに色素、アク、苦味、香りなどのもとになる物質「ファイトケミカル」が含まれている。これは植物が害虫や紫外線から体を守るために自身が生み出す化学物質の総称で、赤ワインのポリフェノール、緑黄色野菜に含まれるカロテノイド、緑茶のカテキンなどもファイトケミカルの一種だ。

現在までに約1500種類が発見されているが、未発見を含めて1万種類以上あるともいわれ、現在も研究が進められている。

そのファイトケミカルを効率よく摂ることを目的に考えられたものが、「レインボーフード」である。アメリカの虹色に従って、赤、黄色、オレンジ、白、緑、青の6つに分類したもの。あるいは黒を加えて7色に分ける場合もあるが、厳密な定義があるわけではない。

強い抗酸化力をもつファイトケミカルには、活性酸素を除去する作用があり、病気を予防したり免疫力を高めるなど健康増進に役立つとされている。

毎日の食事でファイトケミカルを摂るには、複数を組み合わせることがポイントとなる。そのさい、役立つのが、レインボーの色分けだ。赤、黄色、白など、色の異なる野菜や果物を組み合わせれば、料理の彩りもよくなり、多種多様なファイト

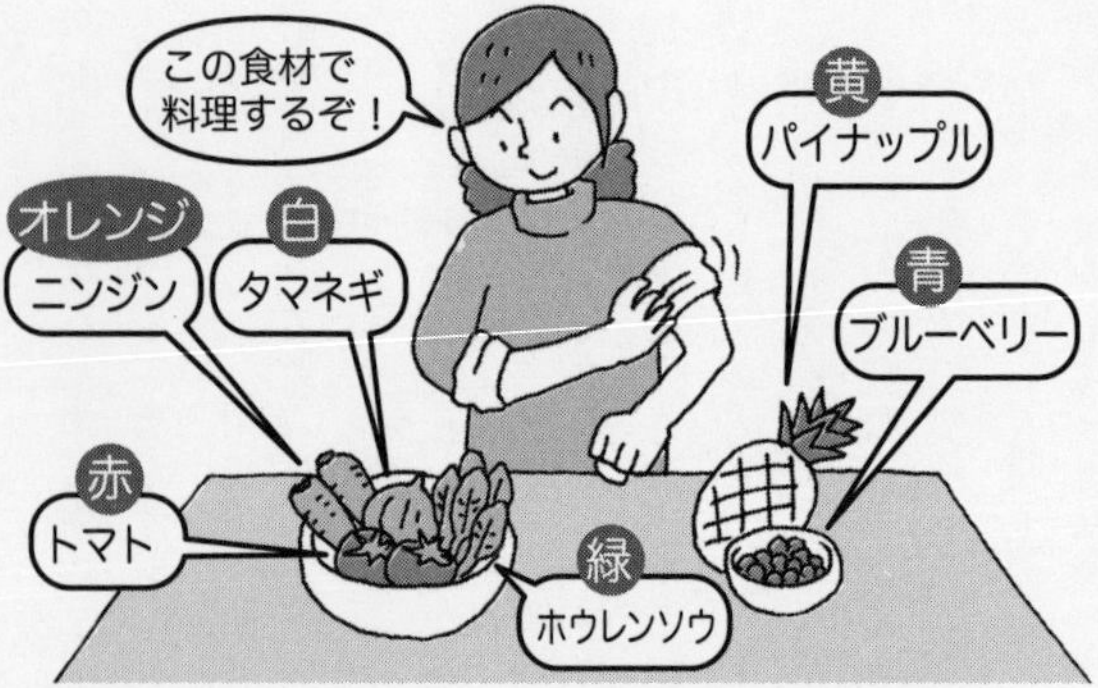
この食材で
料理するぞ！
黄
パイナップル
青
ブルーベリー
オレンジ
ニンジン
白
タマネギ
赤
トマト
緑
ホウレンソウ
野菜や果物に含まれるファイトケミカルは強い抗酸化力がある

ケミカルを効率よく摂ることができる。

★レインボーフードの色分け

赤……トマト、スイカ、プラム、ラズベリー、クランベリー、ザクロ、パプリカ、カキ、グレープフルーツ（赤）、キドニービーンズ、プラムなど

黄色……パイナップル、バナナ、レモン、トウモロコシ、ショウガ、リンゴ、ナシなど

白……タマネギ、ニンニク、キャベツ、カリフラワー、大根、エノキダケ、豆類、ココナッツ、ごまなど

オレンジ……ニンジン、カボチャ、ミカン、サツマイモ、アンズ、パパイヤ、マンゴーなど

緑……ホウレンソウ、ブロッコリー、オクラ、ピーマン、カブ（葉）、モロヘイヤ、クレソ

ンなど

青……ブルーベリー、ナス、レーズン、ブドウ、紫キャベツ、紫タマネギ、紫イモ、イチジク、黒豆など

ファイトケミカルは野菜や果物の皮に多く含まれている。皮や大根の葉などは捨ててしまいがちだが、一緒に調理して食べるといい。

「酸っぱ」パワーで食材のカルシウムを倍増させよう

子供の成長や骨粗鬆症《こつそしょうしょう》の予防・改善に欠かせない「カルシウム」。しかし、食品から摂ったカルシウムが体内に吸収されるのは20〜30%程度と少なく、ふだんから意識的にとっているつもりでも、不足しやすい栄養素だ。

実際、厚生労働省の『日本人の食事摂取基準（2015年）』をみると、推奨されているカルシウムの一日当たりの摂取量は650〜800㎎に定められているのに対し、平均摂取量は517・3㎎と、推奨量に達していない。

カルシウム豊富な食品といえば、牛乳やチーズなどの乳製品が知られている。吸

収効率もよいため、手っ取り早くカルシウムを補給するには乳製品が最適といえるが、なかには脂肪分が気になる人や、乳製品が苦手な人もいるだろう。栄養バランスからいっても、多くの種類の食材からカルシウムを摂ったほうが健康的だ。

そこでおすすめしたいのが、「酢」のパワーで食材のカルシウムを増やす簡単ワザ。たとえば**シジミの味噌汁をつくるときは、少量の酢を水に加えて煮る**。すると、シジミの貝殻に含まれているカルシウムが酢と反応して煮汁に溶け出し、カルシウムの量を3倍にも増やすことができるのだ。

味噌汁（1杯）の場合、加える酢の分量は、水1カップ（200㎖）に対して小さじ1～2杯程度でＯＫ。この程度ならツンとした酢の味はまったく気にならない。

この方法は、**鶏の手羽先や手羽元などの「骨付き肉」でも応用できる**ほか、酢に限らず、**梅干しやレモンなど酸味のある食材を使う**ことで、同様の効果を得ることができる。

手羽先の梅煮、アサリの梅風味スープ、アジやイワシなどを骨つきのまま揚げてレモンマリネにするなど、工夫次第でさまざまな料理にアレンジできる。酸っぱパワーで、不足しがちなカルシウムを補おう。

高齢者がむせにくい食事のコツ

高齢者の死因第一位が「誤嚥《ごえん》性肺炎」であることは、よく知られている。これは、食事のさいに誤って食べ物が気管に入り込むことで肺に菌が増殖する病気だ。

高齢になると飲み込む力「嚥下《えんげ》力」が低下することで、食べたものが誤って気管支に入り込みやすくなることで起きる。

誤嚥性肺炎を防ぐには、食事のさいの「むせ」を予防することが重要になってくる。通常、ひと口で飲み込める量は20〜30㎖といわれているが、嚥下する力が衰えていると、その量でもむせてしまうことがある。

うまく飲み込めない場合は、一口の量をもっと少なくすることと、食後すぐに横にならないことが、誤嚥を防ぐことにつながるといわれている。

むせやすい食品は、カリカリに焼いたパンやピザのかけら、きな粉もちなど菓子にきな粉や粉砂糖をまぶしてあるもの。それ以外では、焼き芋、栗饅頭、らくがんなどの菓子もむせやすい。

食事では、熱いご飯に酢をかけて酢飯風にしたものも、酢の香りが立ってむせやすくなる。

体にやさしいおかゆでも、三分がゆや五分がゆなど米粒が残っている場合は注意が必要だ。健康な状態なら、残った米粒を選り分けて飲み込めるが、嚥下がうまくいかないと、液体と米粒が一気に咽頭部に流れ込み、これが誤嚥の原因となる。

誤嚥を防ぎ、栄養をしっかり摂るには、食事のあいだに水を飲むことを習慣にするといい。口のなかに残った食事を、きちんと飲み込むことができる。「自分は介護されるほど弱っていない」と思っている人でも、年齢を重ねることで、誰でもむせやすくなる。以上のポイントを覚えておいて損はないだろう。

体の若さを保つには、肉と魚を交互に食べる

以前の常識では、健康長寿を目指すなら「粗食」がよいといわれていた。動脈硬化を促進するリスクの高い脂肪は控え、野菜を中心とした低カロリーの食事が長生きの秘訣とされていたのだ。だが、最近ではその説が否定され、高齢になっても脂肪分はしっかり摂ったほうが、かえって体によいといわれるようになってきた。

その理由は、新しい細胞の生まれ変わりを促す新陳代謝に、「脂肪」が不可欠だ

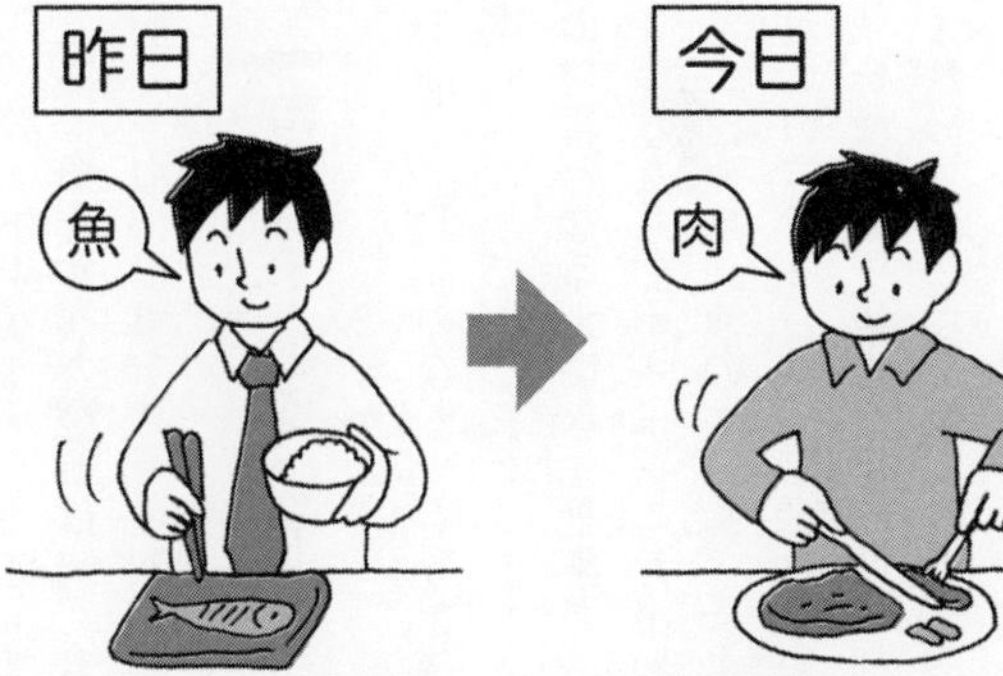

魚を食べた翌日は肉を、というように肉と魚を交互に食べよう

からである。

また、体の若々しさを保つビタミンA、D、Eは脂溶性のため、脂肪に蓄積される。そのため、ダイエットや健康のために脂肪をまったく摂らない食生活を続けていると、かえって体の老化を早めてしまう可能性があるのだ。

脂肪を多く摂るなら、とんかつや霜降り和牛のステーキなどを選ぶのが手っ取り早い。ただし、脂肪分の高い肉を大量に食べ続ければ、やはり動脈硬化などのリスクが高まってしまう。

というのも、肉に含まれる脂肪は血液中に溶けにくいため、食後数時間で血液の粘度が高まり、血液にのって細胞に送られる酸素や栄養素の供給が低下する。すると、細胞から排出される二酸化炭素や老廃物の除去も遅れるようになるからだ。

一方、**魚に含まれる脂肪は血中でも固まらず、サラサラの状態を保つ特性がある**ため、**魚を食べた翌日は肉を食べるというように、交互に摂ったほうがよい**。魚の脂肪で血液ドロドロを中和する効果が期待できる。

カロリーの高い油、低い油を知ってますか?

油は、食品のなかでも群を抜いてカロリーが高い。そのため過去には、油を極力控えることで痩せるダイエット法が流行したが、**油は細胞膜やさまざまなホルモンの材料となる大切な栄養素だ**。体内の油が不足すると、髪や皮膚からツヤ・ハリが失われたり、ホルモンの分泌異常から体調不良を招くこともある。

とはいえ、**油の摂り過ぎによる肥満は万病のもと**。健康のためにも、料理で使う油のカロリーは知っておきたい。

一般家庭で最も使用頻度が高い油は、サラダ油、オリーブオイル、ごま油だろう。これらは、小さじ1(4g)当たり37kcal、大さじ1(12g)当たり111kcalある。マヨネーズは、小さじ1(4g)当たり30kcal、大さじ1(12g)当たり80kcal。炒め物に使う油とは違い、サラダなどの味つけがわりにたっぷりかけてしまいがちなので、使う量には注意が必要だ。

バターとマーガリンでは、バターのほうが高カロリーのイメージがあるが、バターは小さじ1（4g）当たり30㎉、大さじ1（12g）当たり89㎉。

それに対してマーガリンは、小さじ1（4g）当たり30㎉、大さじ1（12g）当たり91㎉と、カロリーにはほとんど差がないことがわかる。大きな違いは、バターは動物性、マーガリンは植物性という点だ。

そのほか、オリーブオイルを筆頭に〝オメガ3系〟の健康オイルとして注目されているアマニ油、エゴマ油なども、総じてカロリーは高い。使用量にはくれぐれも注意しよう。

腸内のガスを抜き、お腹の張りを予防する水の飲み方

水は「飲む」だけではなく、体内に入った悪いものを「洗い流す」という方法でも、私たちの体を守る強い味方になってくれる。

たとえば、悪いお腹の張り、つまり腸にガスがたまるのは、おならを我慢していたり、疲れやストレスで腸内環境が悪化してガスの量が増加したり、きゅうくつな

服で腹部を締めつけているなど、さまざまな原因が考えられる。それ以外では、**〝口のなかにすむ細菌〟が、腸内で増殖し、ガスをつくってしまうことがある。**

大人の口腔《こうくう》内には、３００～７００種の細菌が生息し、歯をきちんと磨いている人の口のなかにも、１０００億～２０００億個ともいわれる細菌が潜んでいる。これらを食事と一緒に飲み込むと、腸内でガスを発生させてしまう。とくに口内に細菌が増えているのは朝。朝食を摂る前に水で口をすすげば、大量の細菌を飲み込むことはない。

下痢のときは下痢止めより水を飲んだほうがいい？

つらい下痢は、体内に侵入した細菌が腸を攻撃することで起きる症状。下痢の原因は、冷たいものの食べ過ぎ・飲み過ぎによる冷え、特定の食品に対するアレルギーやストレスなどさまざまだが、つらい下痢を一刻でも速く鎮めようとして、安易に下痢止めの薬を飲むのは考えものだ。

もし、**下痢の原因がウイルスや細菌による食中毒だった場合、下痢止めを飲むことで細菌が長く腸にとどまることになり、**回復を遅らせることがある。

とくに腹痛や発熱、嘔吐《おうと》をともなう下痢の場合は、細菌やウイルスが原因の可能性が高い。下痢を引き起こす細菌が腸に入ると、腸は水分によって細菌を外に排出しようとする。たくさん水分を摂って細菌を外に出す働きを促したほうがいい。

もっとも、水を飲むだけですぐに治るわけではないが、むやみに薬を飲むのではなく、まずは水分を摂るようにしてから病院を受診することだ。

「軟水」と「硬水」、ダイエット中ならどっちがいい？

無味無臭であるはずの水も、市販のミネラルウォーターを飲み比べてみると、それぞれ微妙な違いがある。採水される地域の岩盤や、地層の重なり方によって、水に含まれる成分が異なるため、味わいに微妙な差を生むのだ。

そうした水の成分の違いを「硬度」という指標であらわしたものが、ミネラルウォーターの「硬水」「軟水」という分類。カルシウムとマグネシウムの含有率が高いものほど硬度が高い「硬水」に、低いものは「軟水」に分類される。

国産のミネラルウォーターの大半は「軟水」で、海外のミネラルウォーターには「硬水」が多い。ヨーロッパなどでは、地下水は石灰岩から溶け出したカルシウム

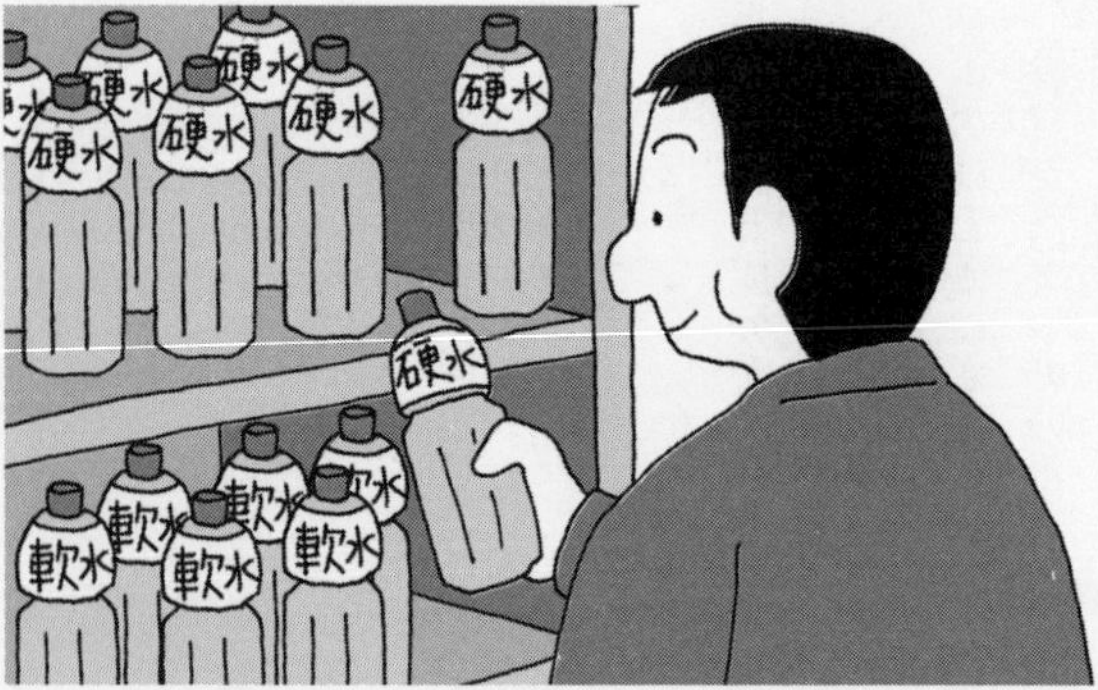

肥満対策なら、ミネラルウォーターは硬水を選ぶ

やマグネシウムを長い時間をかけて通過することで、ミネラル成分をたっぷり含む。一方、日本はそもそも石灰岩が少なく、急峻《きゅうしゅん》な山々が多い。傾斜が急な土地では、地下水の滞留時間も短く、水は山のふもとからすぐに海へと流れてしまう。日本に軟水が多いのは、こうした地形の特徴によるものだ。

「軟水」と「硬水」のどちらを飲めばすぐ健康になれるとか、栄養効果が高いというものではない。ただ、**肥満対策に飲むなら、カルシウムとマグネシウムが豊富な硬水に軍配があがる。**

食べたものを吸収するため、体内では胆嚢《たんのう》から胆汁《たんじゅう》が分泌されている。胆汁は、通常では混じり合うことのない脂質と水分が混じりやすくなるよう乳化し、脂質の消化を助ける働きをしているのだが、ミネラルウォーターに含まれるカルシウムは、この胆汁とくっついて胆汁の働きを弱め、体内への脂肪の蓄積を予防してくれるのだ。

また、マグネシウムには腸を刺激して便通を促す作用がある。現に、マグネシウムは医薬品として下剤にも利用されている成分であり、含有量の高いミネラルウォーターを飲むと、お腹がゆるくなる人もいる。

むろん、硬水を飲めば痩せられるというわけではないが、食事と一緒に飲むと、便秘改善やダイエットのサポート効果が期待できるという。

「豚肉×玉ねぎ」の疲労回復パワーを最大にするコツ

疲労回復に欠かせないビタミンB_1は、炭水化物を分解してエネルギーに変換する酵素の働きを助けてくれる栄養素。

ビタミンB_1不足が続くと、ご飯やパンなどをいくら食べても糖質が分解されないため、疲労物質が体内に蓄積されて疲れやすくなる。

疲れがたまっているときは、ビタミンB_1を豊富に含む豚肉料理を食べるといいが、ビタミンB_1は体内に吸収されにくいという難点がある。

そこでおすすめなのが、豚肉とタマネギの組み合わせ。豚肉のビタミンB_1と、タマネギに含まれる香り成分の「アリシン」が結びつくと「アリチアミン」という物質がつくられ、**ビタミンB_1がより吸収されやすくなるだけでなく、体内に長くとどまって働く**。

タマネギと組み合わせた場合の吸収率は、豚肉だけの料理を食べたときより、なんと10倍もアップするというデータもある。

ビタミンB_1の吸収率を高めるには、調理するさいに押さえておきたいポイントがある。1つ目は、タマネギは大きくカットするのではなく、みじん切りにすること。アリチアミンは、タマネギの細胞壁《へき》が壊れることで生成される。そのため、細かく刻むほど増えるのだ。

2つ目は、タマネギを切ったあと、10分ほど時間を置くこと。こうすることで、アリチアミンはさらに活性化する。

3つ目のポイントは、タマネギを炒め過ぎないこと。カレーなどをつくるときは、タマネギを飴《あめ》色になるまでじっくり炒めると香りや甘味が増すが、アリチアミンは熱に弱く、炒め過ぎると効果が半減してしまう。

タマネギ以外にも、香味野菜のニンニク、長ネギ、ニラにも同じ効果があるので、豚肉×長ネギでマーボー豆腐、豚肉×ニラを入れたワンタンや餃子など、さまざまな疲労回復メニューをつくることができる。

野菜のビタミンCをグーンと長持ちさせる冷蔵庫の使い方

スーパーで買ってきた野菜を冷蔵庫に移すときは、何も考えずに「野菜室」へポンポンと入れている人が多いのではないだろうか。野菜を保管するために設けられているのが「野菜室」なのだから、そんなの当たり前だと思うかもしれないが、栄養を長持ちさせるという意味では、すべての野菜に適している保管場所とはいえないのだ。

とくにホウレンソウ、小松菜、春菊、ハクサイなどの葉物野菜は、野菜室ではなく冷蔵室に入れることをおすすめする。それだけで、野菜に含まれる**ビタミンCの減少を抑えることが**できるからだ。

冷蔵庫の温度は、メーカーや機種によっても異なるが、通常、冷蔵室は2～6℃、野菜室は3～8℃、チルド室はマイナス1～2℃に設定されている。

このうち、葉物野菜の保管に適しているのは「冷蔵室」。温度が低いほどビタミ

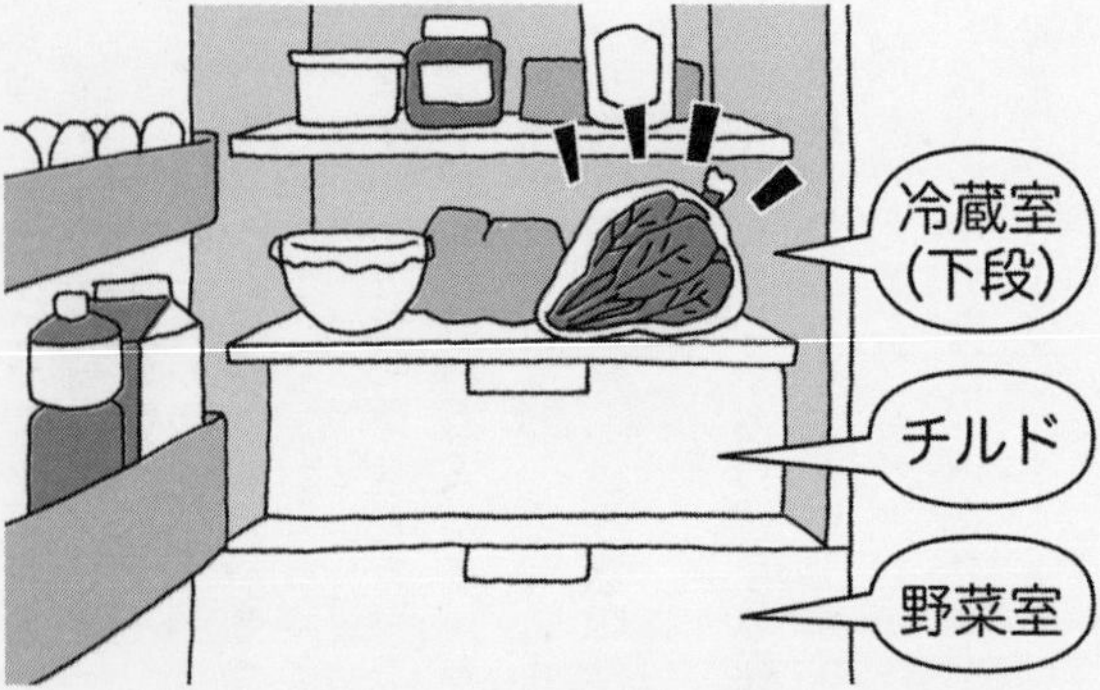

ホウレンソウや白菜などの葉物は野菜室ではなく冷蔵庫へ

ンCの損失を防ぐ効果は高まるが、とはいえ0℃を下回るチルド室では、ホウレンソウや春菊などの薄い葉の部分は凍ってしまう。

そもそも家庭の冷蔵庫は、ドアの開け閉めで頻繁に温度が変化する。いったん凍りかけては解凍されることをくりかえせば、栄養はもちろん、風味も落ちてしまう。葉物野菜は冷蔵室のなかでも温度の低い「下段」に保管するのがおすすめだ。

もうひとつ、野菜の栄養を長持ちさせるコツは、野菜の呼吸を止めること。収穫後も野菜は呼吸を続けているが、呼吸をくりかえすことで〝体力〟が落ち、鮮度も保てなくなる。買ってきたばかりの葉物野菜は、たいてい透明な袋の上部が開いているが、空気を抜いてからテープなどで密閉すると呼吸を抑えることができる。

野菜の鮮度を保ちつつ、冷蔵庫のスペースを有効利用するには？

葉物野菜は、野菜室ではなく冷蔵室で保存したほうが、ビタミンCなどの大切な栄養が長持ちすることは、前項で紹介した通り。では、葉物以外の野菜は冷蔵庫のどこに保存すればいいのだろうか。

葉物野菜と同じように、野菜室より温度の低い「冷蔵室」で保存したほうがよいのは、**カイワレ大根、ブロッコリースプラウト、もやし、ブロッコリーやカリフラワーなど**。これらの野菜は呼吸量が多いため、野菜室の温度では鮮度が落ちやすい。

収穫されたあとの野菜は、酸素を吸って二酸化炭素を放出する「呼吸作用」と、水分や熱を放出する「蒸散《じょうさん》作用」をくりかえし、自分の体内に蓄えられた糖分などの栄養分をエネルギー源として生きている。

なかでも、スプラウトなど植物の芽や、ブロッコリーなどツボミを食べる野菜は呼吸量が多いため、温度の高い野菜室に入れておくと鮮度が落ちるスピードが速いのだ。

一方、ナス、ピーマン、カボチャ、ニンジン、トマト、キュウリなどは「野菜室」

での保存が適している。とくにキュウリは、傷みやすい野菜の代表。温度の低い場所で保管すると、栄養とともに水分が抜けてしなびやすくなるので、冷蔵室やチルド室に入れてはいけない。

……ここまで読んで、疑問を抱いた人もきっといるだろう。「野菜を冷蔵室に入れたら、冷蔵室がパンパンに、野菜室がスカスカになってしまうんじゃないの？」。

その解決策は単純明快。いつも冷蔵室で保存している食品を、野菜室に移動すればいい。じつは、スーパーの冷蔵棚の上段は、家庭用冷蔵庫の野菜室より高い温度に設定されている。つまり、そこに並べられている商品、バターやチーズ、ヨーグルト、ジャム、納豆、漬物などは、野菜室で保存すればＯＫ。

もちろん、モノによっては傷みやすかったり、開封後は低温保存が推奨されている商品もあるので、ご注意を。

「薄毛」と「下半身」、男性の悩みに効く栄養は？

中高年を迎えた男性の多くが抱える深刻な悩みといえば、薄毛と下半身。このふたつの悩みに有効といわれる栄養素が「亜鉛」だ。

亜鉛は体内に2gほど存在し、血液や皮膚のほか、骨、筋肉、腎臓、肝臓、脳に多く含まれている。男性の体内では、亜鉛は前立腺《ぜんりつせん》や性腺に多く含まれ、精子や男性ホルモンの「テストステロン」の生成に深く関与している。

毛髪の亜鉛濃度が高い男性は、テストステロンの値が高いという報告もある。つまり、亜鉛がしっかり補充されていれば、下半身も元気でいられる可能性が高まるというわけだ。

一方、動物実験では、ネズミを亜鉛欠乏の状態に置くと、脱毛が起きることがわかっている。亜鉛は、細胞の生まれ変わりや傷の修復にも働くため、亜鉛が不足すると頭皮の新陳代謝が正常におこなわれず、脱毛しやすくなると考えられている。

食事から亜鉛をしっかり摂るには、タンパク質が豊富な魚介類や肉類を意識して摂ることだ。亜鉛を多く含む食品は、〝海のミルク〟と呼ばれる牡蠣《かき》がよく知られている。100g中の亜鉛量を比較すると、牡蠣が13・2㎎、豚レバーが6・9㎎、牛もも肉が5・1㎎。植物性食品では、油揚げ、納豆などの大豆食品に多い。

とはいえ、亜鉛は通常の食事で欠乏することはまずない。ただし、薄毛やED（勃起不全《ぼっきふぜん》）の予防のため、亜鉛をサプリメントなどで補給している人でも、その栄養がちゃんと吸収されていない可能性がある。

外食が多かったり、加工食品に頼っている人はその可能性が高い。加工食品には、亜鉛の吸収を妨げるリン酸塩やポリリン酸などの食品添加物が使われていることが多いからだ。

6章

●いま話題の食品、栄養成分とは…

日進月歩の栄養学の最新の情報をキャッチ！

最近話題のアーモンドミルクはなぜ美容にいい？

最近、スーパーでもよくみかけるようになった「アーモンドミルク」。水に浸したアーモンドを挽《ひ》いて濾《こ》したもので、牛乳と同じ乳白色をした飲料だ。

日本では、まだそれほど身近な飲み物ではないが、美容や健康によいとメディアに取り上げられ、注目を集めている。

そもそもアーモンド自体、**ビタミンを多く含む健康食として知られるが、なかでも突出しているのが「ビタミンE」の含有量。**ほかにも、落花生《らっかせい》、植物油、玄米、アボカドなどに豊富に含まれるビタミンだが、アーモンドはそのなかでも群を抜いて多い。ビタミンEは、別名を「若返りのビタミン」といわれるように、強い抗酸化作用で体の細胞を〝サビつき〟から守っている。人が老化する原因は、呼吸や紫外線、排気ガス、喫煙などの影響で生成される「活性酸素」が体を酸化させることにあることはすでに述べた。

ビタミンEは、活性酸素と結びつきやすい性質があり、体内の活性酸素と結合して活性酸素を除去し、脂質などの細胞を酸化から守ってくれる。

また、血液中のLDLコレステロール（いわゆる悪玉）の酸化による動脈硬化などの予防にも役立つといわれている。このほか、ビタミンEが毛細血管を拡張させて血流を促進し、冷えや肩こり、頭痛などにも効果があるという。

そんなうれしい効果をもつビタミンEが豊富なアーモンドミルクは、牛乳に比べて低カロリーでもある。牛乳1カップと比較すると、アーモンドミルクのカロリーは約5分の1程度。カロリーを気にして、牛乳のかわりに豆乳を飲む人も増えているが、豆乳は味がちょっと……という人にもぴったりだ。

アーモンドそのものを食べるより、アーモンドミルクのほうが体内への吸収率が高いので、続けるうちに、美肌やアンチエイジングなど、すばらしい効果があらわれることを期待できる。

脳の働きを高める「ブレインフード」とは

脳の唯一のエネルギー源は「ブドウ糖」。だが、これ以外にも脳の働きに重要な役割を果たす栄養素があるという。それがブレインフード（brain food）だ。

2003年、WHO（世界保健機構）は次のようなレポートを発表した。「食事に

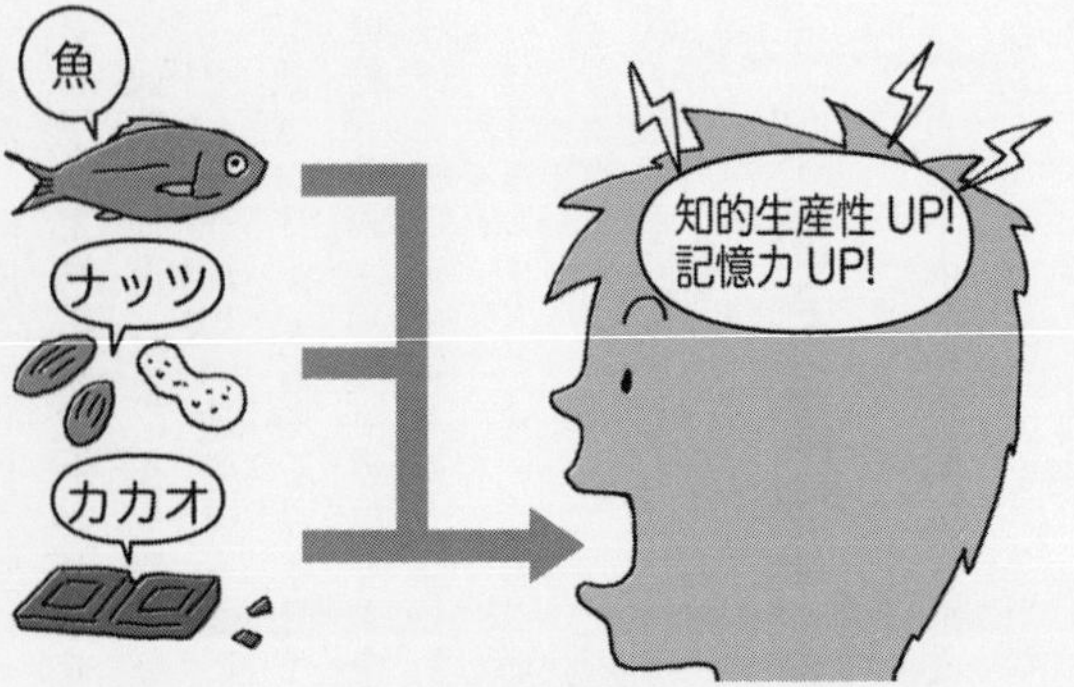

ブレインフードで、知的生産性のUPを目指そう！

よって人間の知的生産性は大きく違ってくる」、さらに**「人間の知的生産性を高める食材」**は**「魚、ナッツ類、カカオ」**だという。

そんな三大ブレインフードのひとつ、「魚」が脳に及ぼす健康効果は、サプリメントでお馴染みのＤＨＡだ。

ＤＨＡは青魚に多く含まれる多価不飽和脂肪《たかふほうわしぼう》酸《さん》の一種で、脳の神経細胞に多く含まれている成分。乳幼児の脳の発育に欠かせないだけでなく、不足すると情報伝達がうまくいかなくなり、認知症の原因にもなるといわれる。

アーモンド、ピーナッツ、クルミなどのナッツ類は、ビタミンや食物繊維、タンパク質が豊富な健康食品。なかでもクルミは、魚と同じ多価不飽和脂肪酸が豊富で、脳の機能を高めたり、悪玉コレステロールや中性脂肪の排出を促し、視神経の働きを促す作用もあるとされている。

カカオは、日本では「暗記力UP食品」といわれている。カカオに含まれるカカオポリフェノールには脳の血流量を増やす作用があるからだ。研究でも、記憶や学習などの認知機能を高める可能性が明らかにされている。

ただし、カカオを「頭の栄養」としてチョコレートから摂りたい場合は、70％以上カカオを含むものを選ぶのがコツ。ミルクチョコレートなどは含有量が少ないので、商品パッケージを確かめて購入しよう。

ブレインフードには厳密な定義はないが、最近ではここで紹介した3つ以外にも、**ベリー類、オイル類**（オリーブオイルやアマニ油）、**カレー**（ウコン）、**緑茶など**、日本でも馴染みのある食品がブレインフードと呼ばれるようになっている。

そもそもブレインフードは、栄養学としてはまだ新しい分野。今後どのような食品が〝脳活〟によい食べ物として登場するのか、今後の研究成果に期待だ。

トマトだけに含まれる栄養素が発見された！

トマトの健康効果は、これまで「リコピン」によるものだと考えられてきたが、じつはそれ以外にも、動脈硬化の予防に有効な成分がトマトにあることがわかった。

2003年、熊本大学薬学部の研究グループによって発見された新規成分「**エスクレオサイドA（トマトサポニン）**」で、トマトにしか存在しない。このエスクレオサイドAは、リコピンとはまったく異なる働きによって**動脈硬化を予防する働きがあることがわかってきた**。

そのことを示す動物実験もおこなわれている。具体的な実験内容は、動脈硬化の状態になったマウスに、それぞれ異なるエサを与えて血管内の脂肪の蓄積を比較するというもの。通常のエサのみのマウスと、通常のエサにエスクレオサイドAを加えたマウスで実験したところ、3か月後には、通常のエサを食べていたマウスは動脈硬化が進んでいたが、エスクレオサイドAを与えたマウスでは、血管内の脂肪が減少したのだ。

この実験から、トマトを定期的に摂取することで、血管内の脂質の蓄積が抑制され、脳梗塞や心筋梗塞予防に効果が期待できるのではないかといわれている。エスクレオサイドAから、今後も新たな健康効果が発見されるかもしれない。

なお、一日の摂取量は、ミニトマトなら一日2〜3個が目安。ただし、エスクレオサイドAはリコピンとは異なり、熱に弱い。100℃を超える加熱調理では分解されてしまうので、生で食べたほうがいい。

甘酒が「飲む点滴」といわれる理由

日本伝統の発酵飲料、甘酒。古くは暑気《しょき》払いや栄養補給として飲まれていたが、塩麹《こうじ》、しょうゆ麹などの〝麹ブーム〟から甘酒にも注目が集まり、健康飲料として愛飲する人が増えている。

甘酒のおもな栄養はブドウ糖で、そのほかにオリゴ糖、必須アミノ酸、ビタミンB群、ミネラルなどが含まれている。甘酒が「飲む点滴」と呼ばれるのは、点滴に近い成分が入っているためだ。

また、腸内の善玉菌を増やす働きをもつオリゴ糖、皮膚をすこやかに整えるビオチンや、イライラを鎮めるギャバなどの成分も含まれることから、甘酒は栄養補給だけでなく、疲労回復、美肌、便秘改善などさまざまな効果が期待できるという。

甘酒には、米と米麹からつくられる「米麹甘酒」と、日本酒をつくるときの酒粕《かす》を利用した「酒粕甘酒」の2タイプがある。

米麹は、蒸した米に麹菌を繁殖させたもの。一方、この米麹に酵母菌を加えて発

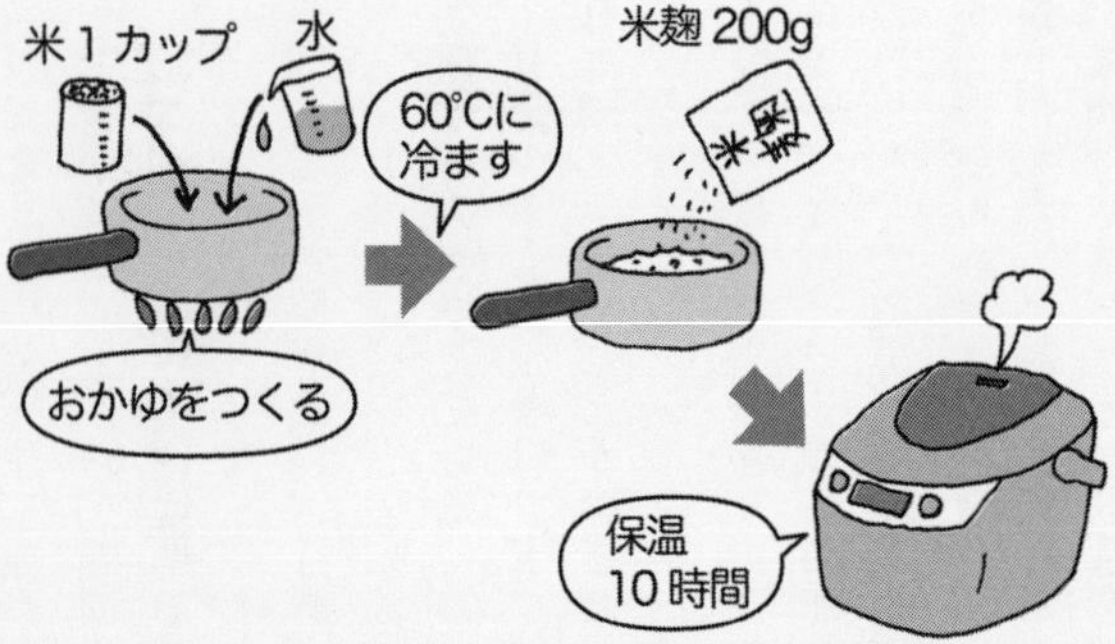

おかゆに乾燥米麹を入れ、60℃になったら炊飯器に移して
10時間ほどすれば甘酒の出来上がり

酵させたもろみからできるのが日本酒。つまり、どちらの甘酒も「米」をもとにつくられるので基本的な栄養に大きな違いはないが、酒粕甘酒にはアルコール分が含まれていることや、米麹甘酒と違って甘味がないので飲むときに砂糖を加える。

米麹甘酒はスーパーやコンビニでも売られているが、市販品は製造過程で加熱殺菌処理を施してあるのが普通で、麹菌の酵素が変質する可能性があるという。**麹菌の１００種類を超える酵素の働きを生かすには、やはり自家製がおすすめだ。**

米麹を使った甘酒の作り方は、ざっと以下の通り。まず、鍋に洗った米（1カップ）と水を加えておかゆをつくる。60℃に冷めたら乾燥米麹（２００g）を加えて混ぜる。あとは鍋から炊飯器に移し、保温にセットするだけ。熱くなり過ぎないよう調節し、ときどきかきまぜながら10時間ほど置いて、甘味がつけば出来上がり。詳しい作り方は、さまざまなウェブサイトで紹介されている。

長時間待つのは面倒という人は、酒粕甘酒がおすすめ。鍋に水を入れて火にかけ、酒粕を入れて溶かし、砂糖で甘味をつければ完成。

キウイフルーツの驚きの便秘解消効果が解明された！

ヨーグルトを食べる、ゴボウなどの野菜を積極的に摂る、薬を飲むなどいろいろ試してみたものの、ガンコな便秘が治らない……そんな人は、ぜひキウイフルーツを試してほしい。

キウイフルーツが便秘解消食材としてにわかに脚光を浴びたのは、2016年4月のこと。ニュージーランドでおこなわれた『第1回キウイフルーツの栄養および健康効果に関する国際シンポジウム』で、キウイフルーツの食物繊維が便秘改善に効果があると発表されてからだ。

科学的な実験からも、消化促進、便秘改善、血糖値の上昇を緩やかにするなど、さまざまな健康効果が実証されたという。

しかし、食物繊維は、キウイ以外からも摂れるはず。ほかの食品とどこが違うのか？　そのポイントは、キウイフルーツのもつ高い「保水力」にある。リンゴやオレンジの食物繊維の保水量に比べ、キウイフルーツはその2倍以上の保水力があるといわれる。

キウイフルーツを食べると、腸内でたくさんの水分を抱えて大きく膨張する。すると固い便が水分を含んで軟らかくなり、停滞していた便が腸内をスムーズに移動できるようになり、排便しやすくなるというわけだ。

さらに学会では、キウイフルーツの食物繊維には、ビフィズス菌などの善玉菌を増やし、腸内環境を整える働きがあることも発表された。

便秘を改善するには、**一日にキウイフルーツを1個以上、食事と同じタイミングで摂るとよい**という。ご飯などの炭水化物とキウイフルーツを同時に食べることで、食後の急激な血糖値の上昇を抑える作用も期待できるからだ。

キウイフルーツに含まれるビタミンCは熱に弱いため、加熱するより生食がおすすめ。タコやイカなどの魚介類、オリーブオイルなどと和えてマリネにすれば、飽きずに食べられる。

コップ一杯の牛乳が熱中症対策になる理由

夏になると、テレビで盛んに取り上げられる熱中症のニュース。室内での発生が多いことから、エアコンの使用や汗によって失われる塩分・ミネラルが同時に摂れるスポーツ飲料で、こまめに水分を摂ることが推奨されている。

むろん、スポーツ飲料は水分補給には有効だが、2015年に発表された信州大学の研究によれば、暑さに負けない体づくりには「牛乳」が有効であるという研究結果が報告されている。

たしかに牛乳はカルシウム、タンパク質、脂質、カリウム、ビタミンA、D、ビタミンB群などを豊富に含んでいるが、熱中症にどのような効果があるのだろうか？

人間は汗をかくことで体温を調節しているが、その汗は血液の水分からつくられている。つまり熱中症は、体内の水分減少にともなって、血液量が減ることで起きるので、血液量を増やすことができれば、熱中症予防に役立つというわけだ。

そこで注目されたのが、牛乳などに含まれるタンパク質である。牛乳を飲むと、

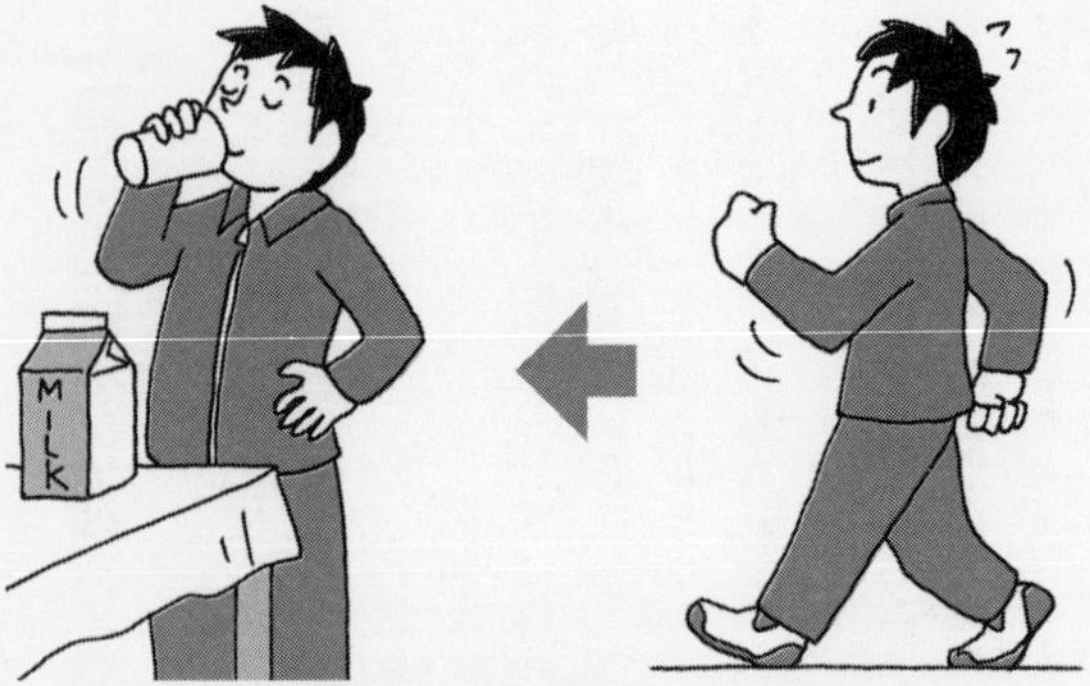

ウォーキングのあとに牛乳を飲んで血液量を増やそう!

アルブミンという成分が血管内に増える。このアルブミンには、体の水分を血管内に取り込む性質をもっているため、**血液の量を増やすことができる**という。

とはいえ、ただ牛乳を飲めば血液量が増えるというわけではない。研究によると**一日15～30分、週に4日以上の運動を続けることで、効果が期待できる**という。

運動は、体にやや強めの負荷がかかるウォーキングなどで、じっとり汗をかく程度が目安。さらに運動後、30分以内にコップ1杯の牛乳を飲むのが重要なポイント。このタイミングで飲むことで、血液量の増加が期待できるという。

牛乳が苦手な人は、タンパク質を含む乳製品のヨーグルトやチーズ、アイスクリームから摂ってもよいだろう。

糖質制限をし過ぎると体臭がクサくなる！

ダイエット法としてすっかり定着した「糖質制限」。そのルールは、ご飯やパン、麺類などの炭水化物（糖質）を減らす、または摂らない、というごくシンプルなもの。しかも、主食となる糖質を減らす（抜く）かわりに、肉や魚、野菜などは好きなだけ食べてもよいので、カロリー制限のようなつらい空腹感を感じにくく、続けやすいのも人気の秘密だ。

しかし、炭水化物を一切口にしないハードな糖質制限ダイエットをしていると、体臭が強くなるといわれている。本人が気づかぬうちにケトン臭という不快な臭いを発している可能性があるのだ。

ご飯やパン、麺に含まれている糖質は、人の体を動かすために必要不可欠なエネルギー源だ。その糖質を制限し過ぎて不足してしまうと、体内では糖質のかわりにタンパク質や脂質を燃やしはじめ、やがては不完全燃焼を起こす。

このとき、**ケトン体と呼ばれる物質が血液中に放出される**。このケトン体が嫌な臭いのもと。加齢臭とも異なる、**ツーンと酸っぱい臭いが体から放出される**ようになってしまう。

「バランスのよい食事」という意味でも、一切、糖質を断つ極端なダイエットは、健康的とはいえない。

もちろん、ラーメンライス、お好み焼き＋ご飯のように、ふだんから炭水化物を摂り過ぎている人が控えるぶんには大いに効果がでるが、体から不快な臭いを発するようになるまで「糖質カット」にこだわるのは、心と体の健康にはよくない。何ごともほどほどに。

食物繊維不足の人は、ポテトサラダや冷めたおにぎりを！

食物繊維は腸内環境を整え、生活習慣病の予防のカギを握っていることは誰もがご存じだろう。その食物繊維には、水溶性と不溶性の2タイプがあり、働きがそれぞれ異なるので、不溶性と水溶性を2対1のバランスで摂ると理想的であることはすでに述べたが、それが意外と簡単ではない。

ところが、この**2種類の食物繊維の効果を得られる**成分が注目されている。**レジスタントスターチ**である。難消化性デンプンとも呼ばれ、消化されないので、食物

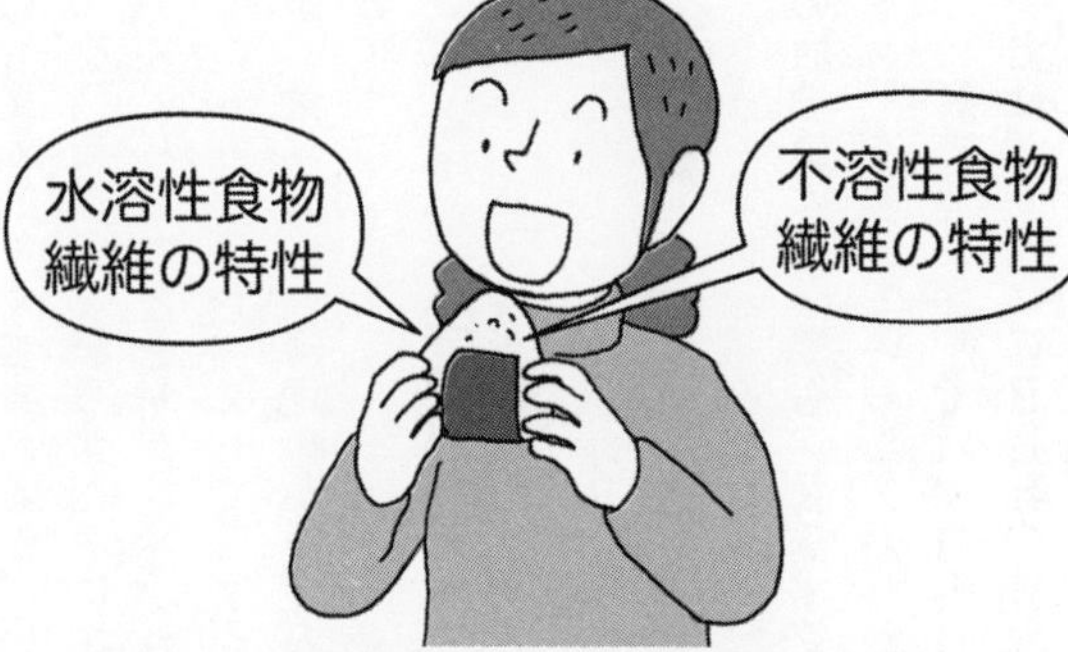
水溶性食物
繊維の特性
不溶性食物
繊維の特性

レジスタントスターチは、2種の食物繊維の特性をもつ

繊維と同じ働きをするわけだ。お通じを良くしたり、血糖値を抑え、腸内の善玉菌を増やす、などの高い健康効果がある。

このレジスタントスターチは、身近な食品である穀類やイモ類、豆類に含まれているが、蒸す、ゆでるなど加熱したあとに冷やした状態で食べると、成分が大幅に増えることが知られている。

たとえば、ふかしたあとに冷やしてつくるポテトサラダ、握ってから時間が経って冷めたおにぎりなどである。

ポテトやおにぎりと聞くと、太りそうな気がするが、レジスタントスターチをたっぷり含んだ状態で適量を食べれば、前述の健康効果が期待できるうえ、比較的太りにくい。

このほか、ライ麦パンやコーンフレークなどにも比較的多く含まれるが、いま注目されているのが、オーストラリア政府が国民の生活習慣病を減らすために国を挙げて取り組んで開発したスーパー大麦だ。

スーパー大麦を配合したグラノーラ（シリアル食品）や雑穀ご飯も市場に出回っているのでチェックしてみよう。これらはダイエット効果が大いに注目されているが、食べ過ぎれば意味がないので、あくまで適量を心がけよう。

正常な人でも起きる「血糖値スパイク」を防ぐ食材は？

血糖値とは、血液中のブドウ糖の濃度のこと。正常値（空腹時）は110㎎／dℓとされているが、この値が一定以上高い状態が続くと「糖尿病」と診断される。

しかし、健康診断で「正常」だった人も油断はならない。最近の研究で、ふだんの**血糖値は正常でも、食後すぐの短時間だけ血糖値が急上昇する現象**「血糖値スパイク」が起きていることがわかったからだ。

一般の健康診断では、空腹時に血糖値を測定するため、みつけにくいが、ある調査では、1400万人もの日本人が血糖値スパイクを生じている可能性があるという。

しかし、「血糖値スパイク」の何が問題だというのだろうか。

まず心配されるのは**動脈硬化**だ。血糖値スパイクが起きると活性酸素が大量に発生して血管を傷つけ、少しずつ動脈硬化が進む。これを放っておくと、やがて脳梗塞や心筋梗塞などを起こしかねない。

また、**認知症**を招く可能性も指摘されている。通常、血糖値は膵臓から分泌されるインスリンの働きによって一定に保たれている。しかし、食事のたびに血糖値スパイクが起きると、大量のインスリン分泌がくりかえされ、つねにインスリンが多い状態になる。

すると、脳内に「アミロイドβ《ベータ》」が蓄積し、認知症になる可能性があるという。アミロイドβは、アルツハイマー型認知症の原因とされる有害物質だ。

では、血糖値スパイクを防ぐには、どんな食材を摂ったらよいのだろうか。

血糖値の急激な上昇を防ぐのに有効とされる食材はいくつかある。そのひとつが、キノコ類。食事で摂った糖（炭水化物）をブドウ糖に分解する働きを抑え、体外へと排出してくれるのに役立つ。

これは、キノコ類にとくに多く含まれるβグルカンの働きによるものだ。βグルカンは水溶性食物繊維の一種。食事と一緒に摂ると、腸への吸収やブドウ糖への分解スピードが遅くなるため、血糖値の上昇もゆるやかになる。

食べ方のポイントは、βグルカンが豊富なキノコを食事の前に食べること。そうすることで、キノコの食物繊維が腸壁をコーティングし、あとから糖（炭水化物）が入ってきたさいに、吸収スピードを抑える働きを高めてくれる。

キノコ類のなかでも、βグルカンが豊富なのは、**マイタケ**。血糖値がすでに高めの人はもちろん、ふだんは正常値の人も、食事にキノコ類を積極的に取り入れるといいだろう。

長寿ホルモン「アディポネクチン」を増やす食品は？

日本は世界でもトップクラスを誇る長寿国。せっかく長生きするなら、健康で元気な老後を過ごしたいものだ。そこでいま、注目が集まっているのがホルモンの一種「アディポネクチン」という物質だ。

アディポネクチンは、日本で発見されたホルモンで、健康で長生きの高齢者が多くもっていることから、「**長寿ホルモン**」とも呼ばれている。また、脂肪の燃焼を促す作用をもっていることから、「**痩せホルモン**」と紹介されることもある。

アディポネクチンは、脂肪細胞から分泌されるホルモンで、**メタボリックシンド**

ロームの改善、動脈硬化・糖尿病・高脂血症・高血圧の予防、老化防止、さらにはがんの予防・改善の効果が期待されている。

脂肪細胞から分泌されているとはいえ、肥満でも痩せ過ぎでも分泌量は減ってしまう。なかでも内臓脂肪が多い人ほど、アディポネクチンの分泌量が減少することがわかっている。

しかし、アディポネクチンは、生活習慣や食生活によって増やすことが可能だとされている。まず、積極的に取り入れたいのは、豆腐、納豆、豆味噌、煮豆などの大豆製品である。大豆は「畑の肉」と呼ばれるほどタンパク質が豊富だが、その大豆タンパクに含まれる「βコングリシニン」という物質が、アディポネクチンを増やすといわれている。

そのほか、アジやイワシ、サンマなどの青魚に多く含まれる「ＥＰＡ」や、サケ、カニ、エビなどの赤い色素「アスタキサンチン」も、アディポネクチンを増やす働きがあるとされている。

アディポネクチンの量は、血液検査で測ることができる。平均値は、男性で８・３μg／mℓ、女性は12・5μg／mℓ（μg〈ミューグラム〉は１００万分の１g）と、女性のほうが高く、男女の寿命と比例している。

●以下の文献等を参考にさせていただきました――

『医者が教える食事術 最強の教科書』牧田善二（ダイヤモンド社）／『食品の裏側』『食品の裏側2』安部司（東洋経済新報社）／『食と健康のホントがみえる栄養学』古畑公、木村康一、岡村博貴、望月理恵子（新光社）／『栄養の基本がわかる図解事典』中村丁次（成美堂出版）／『食べ物栄養事典』中嶋洋子、蒲原聖可、阿部芳子、『栄養素、効能、おいしい食べ方がわかる スーパーフード事典 BEST50』松村和夏、斎藤糧三（以上、主婦の友社）／『新しい栄養事典』田中明、蒲池桂子（日本文芸社）／『栄養成分の事典』則岡孝子、『冷凍保存の教科書ビギナーズ』吉田瑞子（以上、新星出版社）／『安全な食品の選び方がわかる本』阿部絢子、『医者いらずの食べ物事典』石原結貫、『10年後も見た目が変わらない食べ方のルール』笠井奈津子（以上、PHP研究所）／『食べるクスリ 免疫力を高める食材66』陳恵運（飛鳥新社）／『トコトンやさしい食品添加物の本』仲村健弘（日刊工業新聞社）／『食のリスク』魚柄仁之助（こぶし書房）／『食のリスク学』中西準子（日本評論社）／『その油をかえなさい！』内海聡（あさ出版）／『野菜大好き ベジタきほん BOOK』（大地を守る会）／『ざる栽培法』田口良子（もやし研究会）／『災害イツモマインドセットカレンダー』永田宏和（木楽舎）／『からだにおいしい あたらしい栄養学』吉田企世子、松田早苗＝監修、『からだにおいしい 野菜の便利帳』板木利隆＝監修（以上、高橋書店）／『はじめての食品成分表』香川明夫、『かむ・のみこむが困難な人の食事―もっとおいしく！ もっと食べやすく！』山田晴子、赤堀博美、菊谷武（以上、女子栄養大学出版部）／『知っておいしい肉事典』実業之日本社＝編（実業之日本社）／『病気にならない食べ方・食べ物』石原結實（海竜社）／『ひと目でわかる あなたに必要な栄養成分と食べ物』則岡孝子（河出書房新社）／『本当は怖い 食べ物の賞味期限』愛食舎＝監修（宝島社）／『いちばんくわしいスパイス便利帳』（世界文化社）／『カラダと健康の疑問に答える栄養「こつ」の科学』佐藤秀美（柴田書店）

●参考ウエブサイト

『江崎グリコ』『キッコーマン』『味の素』『カゴメ』『公益社団法人 長寿科学振興財団 健康長寿ネット』

本書は、２０１８年11月小社刊のＫＡＷＡＤＥ夢文庫
『栄養学 体を守る大切な話』を改題して新装したものです。

KAWADE
夢文庫

心と体を整える
栄養学の本

二〇二四年六月三〇日　初版発行

著　者…………則岡孝子［監修］
企画・編集……夢の設計社
〒162-0041 東京都新宿区早稲田鶴巻町五四三
☎〇三―三二六七―七八五一（編集）

発行者…………小野寺優
発行所…………河出書房新社
〒162-8544 東京都新宿区東五軒町二―一三
☎〇三―三四〇四―一二〇一（営業）
https://www.kawade.co.jp/

装　幀…………こやまたかこ
印刷・製本……中央精版印刷株式会社
DTP…………株式会社翔美アート

Printed in Japan ISBN978-4-309-48604-8